健康中国行 系列丛书

台湾旺文社·授权出版

性功能障碍症

中西医治疗与调养

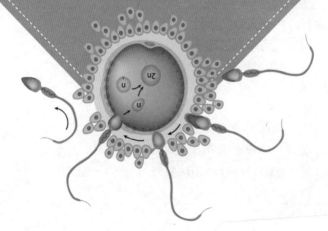

储利胜 ◎著

U0278469

中国人口出版社
China Population Publishing House
全国百佳出版单位

图书在版编目（CIP）数据

性功能障碍症中西医治疗与调养 / 储利胜著. -- 北
京：中国人口出版社，2016.2
（健康中国行系列丛书）
ISBN 978-7-5101-4133-1

Ⅰ.①性… Ⅱ.①储… Ⅲ.①性功能障碍—防治
Ⅳ.①R698②R711.77

中国版本图书馆 CIP 数据核字(2016)第 022664 号

版权登记号：01-2015-7893

性功能障碍症中西医治疗与调养

储利胜　著

出版发行		中国人口出版社
印　　刷		三河市兴国印务有限公司
开　　本		880×1230　1/32
印　　张		6
字　　数		300 千字
版　　次		2016 年 2 月第 1 版
印　　次		2016 年 2 月第 1 次印刷
书　　号		ISBN 978-7-5101-4133-1
定　　价		24.80 元

社　　长		张晓林
网　　址		www.rkcbs.net
电子信箱		rkcbs@126.com
电　　话		（010）83519390
传　　真		（010）83519401
地　　址		北京市西城区广安门南街 80 号中加大厦
邮　　编		100054

前言

　　家庭是由男女双方共同组建而成，是构成社会的最基础细胞。而家庭的和睦需要夫妻双方感情融洽。人类的性生活不仅仅是为了繁衍后代，也是夫妻双方交流感情的一种方式。夫妻融洽的一个重要基础就是性生活和谐，而性功能障碍又是导致性生活不和谐的主要因素，所以我们有必要了解这方面的知识。

　　性功能是一个复杂的生理过程，不仅需要体内许多器官、系统功能的协调一致，还需要健全的精神和心理状态。性功能障碍是指在性生活过程中某一个环节或几个环节发生障碍，影响了正常性生活的进行。在我国，由于受几千年的礼教束缚影响，一直把性视为禁区，人们"谈性色变"，导致许多人性知识匮乏，视性为卑贱下流的东西，使患有性功能障碍的患者往往羞于启齿，不好意思去就医，而自己又不知道如何进行性功能障碍的自我防治与调养。这样不仅患者自身很痛苦，甚至会影响到夫妻感情，导致家庭破裂。

　　鉴于以上情况，我们编著了这本《性功能障碍症中西医治疗与调养》，本书具有以下特点：①面对普通读者，用通俗的语言系统详细地介绍了性功能障碍的一般知识：②重点介绍了适合国人体质，并为国人所乐于接受的中医治疗和调养方法：以中医理论为指导，介绍了多种行之有效的自然疗法，如食疗、经络、穴位按摩、气功等。

总之，性科学和其他自然科学知识一样，是人类文化的一个组成部分，人们需要了解和掌握，特别是那些患有各种性功能障碍的患者，更渴望获得这方面的知识。所以，我们希望读者通过阅读本书，对性功能障碍有一个正确的认识，并利用本书所提供的各种治疗和调养方法，尽快战胜疾病，恢复健康。

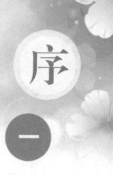

序一

随着人类社会的发展，经济、生活水平的提高，人们对健康亦已日益关注；世界卫生组织（WHO）提出了21世纪人人享有健康的目标，这已成为世界各国医学界努力的方向。

然而，要达到这一目标的要求是相当困难的，虽然现代医疗技术已取得了长足的进步，医疗水平也在日新月异地发展，但人类所面临的疾病不仅没有减少，反而越来越多，越来越难以治疗，究其原因无外乎以下几种因素：①由于生活水准的提高，人们的饮食结构发生了极大变化，食肉多而食蔬菜少，人们往往进食了超出身体所需要的热量，由此带来的结果是所谓"文明病"的泛滥，如糖尿病、高血压、冠心病等，这些疾病均与饮食因素关系密切；②由于工业的发展，人类所生活的环境已受到极大污染，工业废气、废水及汽车废气等，使现在的人们难以呼吸到新鲜的空气；加上农药的大量使用，使得人体所受到的毒害远胜于昔，这种情况导致的疾病如癌症、哮喘等越来越多；③由于现代社会生活节奏加快，人际关系复杂，人们所承受的思想压力极其沉重，由此而造成人们精神上的紧张，亦可以引起一系列疑难杂症，如性功能障碍、更年期障碍综合征等，均与精神因素有关；④一些较为"传统"的疾病如肝病、胃病、肾病等，往往是由于病毒、病菌感染所致，这些疾病并未过多受益于现代医学的发展，因为迄今为止人类尚未发明能杀死病毒的药物。而一些抗菌药已产生抗药性。

以上这些因素并非孤立存在的，它们往往并存，相互促进，由此而导致现代社会各种疾病的层出不穷。

现代社会的疾病不仅多，而且难治，这已是众所皆知的事实，原因亦不难理解，因为现代社会的致病因素如饮食、环境污染、精神因素等，往往是日积月累之下导致人体疾病产生的，因而这些疾病往往具有慢性化的特征，一旦发病之后，身体器官往往已产生了极大的损害，要想完全恢复健康，决非是一朝一夕之事。这就如同古人所说的"病来如山倒，病去如抽丝"，因此，在现代社会中，要想获得健康、祛除疾病，仅靠医生的治疗是远远不够的，还需要患者对相关疾病知识有必要的了解，以便于患者在漫长的治疗康复过程中，既能配合医生的治疗，同时也能够进行自我监护、自我调养乃至于自我治疗。

本丛书的作者正是基于上述考虑，选择了危害人类健康的多种疾病，每一病种编辑一册，从疾病的发生、机转与预防，到中西医的检查与治疗；从各种行之有效的自然疗法，到各种疾病的自我调养，均作了详尽介绍。尤为可贵的是，这套丛书以广大普通人群所能接受的语言文字，把原本深奥、复杂的医学理论通俗化，使一般非医学专业人士从中既可了解到医学知识，又能利用其中所提供的方法来预防、治疗疾病，作者之用心可谓良苦。

这套丛书科学规范，有理有据，集科学性、实用性、通俗性于一身，是近年来不多见的医学普及性读物。鉴于各位作者均从事于繁忙的临床医疗及科研工作，能于百忙之中抽出时间编著这样一套丛书贡献于世，可谓善举。

作者是毕业于北京中医药大学的研究生，勤奋好学、学风严谨、品学兼优，与我师生多年，勤奋好学、学风严谨、品学兼优。他们从事于临床医疗工作后仍保持着兢兢业业的优良作风，孜孜不倦地为广大患者排忧解难，实属难能可贵。作为老一辈的医学工作者，看到这样一套高品质的著作造福人群，心中万分喜悦，愿以作序，并祝他们在今后的人生中，为人类的健康做出更大的贡献。

北京中医药大学原研究生部部长

北京中医药大学原各家学说教研室主任

博士导师 鲁兆麟 教授

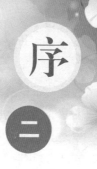

序 二

医学科学的发展与进步，带给世人有目共睹的巨大成就，以往常见的瘟疫、霍乱、伤寒、天花、肺结核、血吸虫病等疾患，随着现代抗菌药、疫苗及其他化学药品的发明，已纷纷被人类所征服，现在已较少出现，也不再是主要死亡原因。

但医学的进步毕竟是有限的，在一些疾病被克制的同时，现代仍有相当多，甚至更多的疾病在困扰着广大人群，且较以往的疾病更加难以治疗，如本套丛书所介绍的疾病，基本上属于现代社会的多发病、疑难病，现代医学迄今还没有太好的治疗手段。探究这些疾病为什么难治，我想与现代社会不同于以往的结构有关，这些疾病与现代社会中的环境污染、饮食欧化、精神紧张、运动过少等因素关系密切，很多疾病是在上述因素的综合作用下而产生的，病理机制十分复杂，治疗所涉及的层面亦相当广泛。

鉴于现代医学对一些现代疾病的治疗乏力，国内医学界很自然地将目光投向具有几千年历史的中医中药，经过几十年研究与运用，形成了独具中国特色的中西医结合疗法，并获得了极高的治疗效果。

所以，我十分欣喜地看到这套丛书的问世，它以一病一册的方式详尽介绍了现代社会常见疾病的有关知识，既有疾病的基本原理，又有中西医的诊断与治疗；既包括患者自己可以施行的自然疗法，又指出了患者在疾病调养与康复中所应遵循的原则、方法及注意事项等。全书内容丰富，语言通俗，所载治疗、调养方法翔实可靠。相信这套丛书的出版将给那些深受疾病困扰的患者带来惊喜与希望。各位作者均为高学历的医学专门人才，能在繁忙的临床工作之余，为广大民众编著这么一套健康自助性丛书，实属可敬。我已先睹为快，并乐而为之序。

中西医结合专家

北京中医药大学教授

黄作福

目录

CONTENTS

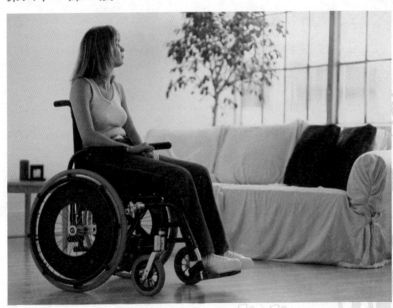

第一章

性生理

　　在我国，由于受几千年的礼教束缚影响，一直把性视为"禁区"，导致许多人性知识匮乏，不了解性生活的一些常识，不知如何进行性功能障碍的防治与调养，这样不仅患者痛苦，甚至影响夫妻感情，导致家庭破裂。

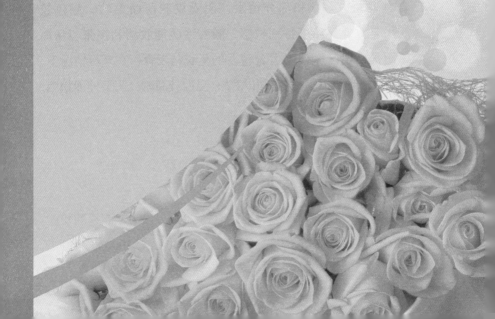

第一节　生殖系统的组成

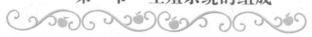

一、男性生殖系统的组成

男性生殖系统由内、外生殖器两部分组成。

(一) 外生殖器

外生殖器包括阴茎和阴囊。

1. 阴茎：男性的性交器官，同时具有排尿和射精的功能。可分为阴茎头、阴茎体和阴茎根三部分。在阴茎头处皮肤内翻折褶成双层，称为包皮。男子成年后，包皮退缩至阴茎颈部，使阴茎头暴露于包皮外。个体差异较大，阴茎的长度与身高之间没有直接的关系。

2. 阴囊：由皮肤、纤维及肌肉组织构成的一个囊。位于阴茎下后方、肛门前方，在中间被肉膜隔分为两个囊。每个囊内各自含有睾丸、附睾和部分精索。阴囊皮肤薄而柔软，颜色较深。阴囊对外界温度特别敏感，随着冷暖能收缩和扩张，从而调节阴囊内温度，使之适合精子的生长与发育。在寒冷情况下，阴囊缩小出现皱襞，并与睾丸相贴；温度升高时，阴囊伸展松弛，皱壁消失。

(二) 内生殖器

内生殖器由睾丸、附睾、输精管、射精管、精囊腺、前列腺和尿道球腺所构成。

1. 睾丸：是男性性腺，具有产生精子和分泌男性激素的功能。睾丸的造精能力很大，1克睾丸组织一天可产生1000万个精子，青壮年男性每天可产生几亿个精子。一般到 40 岁以后，随年龄的增长，产生的精子数逐渐减少。但没有像女性那样有一个明显的停经期，有些人年龄很大仍可继续产生一定数量的精子，所以 80 岁老翁生儿育女并不是不可能的事。精子状如蝌蚪，仅重 5 毫微克。

睾丸刺激男性生殖器官的发育和男性第二性征的形成，维持男性的性欲。如果切除睾丸，像封建社会宫廷中的太监，就等于失去了男性特征，会出现不长胡须、声音高亢、生殖器萎缩、性欲减退等现象。

2. 副睾：是精子的主要贮藏库，精子离开睾丸后，在附睾内继续生长发育成熟。附睾分泌液可为精子供给营养，同时还参与精液的组成。

3. 输精管：由附睾尾部连续而成，终止于射精管，是一个运送精子的肌性管道。输精管通过收缩，将精子运送到射精管。

4. 射精管：开口于尿道前列腺部，只有在性兴奋到一定程度时才突然打开，使精液经尿道排出。

5. 精囊腺：是一对椭圆形囊状器官，分泌一种淡黄色黏稠液体，这种液体参与精液的组成，约占精液的 60%，并提供精子营养，稀释精液使精子易于活动，能中和阴道和子宫颈部的酸性物质。一次射精的精液量有 2~6 毫升，每毫升含 0.2 亿~1.5 亿个精子。

6. 前列腺：是附属性腺中最大的单个实质性腺体。前列腺分泌一种乳白色浆性液体，呈碱性，是精液的主要成分，有助于提高精子的活动能力和受精能力。

7. 尿道球腺：是两个豌豆大小呈小球形的器官，通过细长的排泄管与尿道相通，在性兴奋到达一定程度时，分泌出清晰而略带灰白色的黏液，有润滑尿道的功能。

二、女性生殖系统组成

女性生殖系统可分为外生殖器和内生殖器两部分。

（一）女性生殖系统

外生殖器包括阴阜、大阴唇、小阴唇、阴蒂、阴道入口、尿道开口、处女膜、前庭、前庭大腺。

1. 阴阜：位于腹部正中下方、耻骨连合前方的隆起部分，呈倒三角形，富含皮脂腺、汗腺、皮下脂肪。青春期发育后，该部位柔软丰满，并长有阴毛。阴阜在性交的过程中扮演着缓冲的角色，可以避免因身体碰撞而造成不适。

2. 大阴唇：是一对靠近两股内侧纵行隆起的皮肤皱襞，起自阴阜、止于会阴。在没有性兴奋状态下，大阴唇通常闭合，覆盖小阴唇、阴蒂、阴道口、尿道口，具有保护的作用。未产妇大阴唇平而薄，经产妇和处于性兴奋时的未产妇大阴唇都向两侧张开。

3. 小阴唇：位于大阴唇内侧的一对薄皱襞。表面湿润，色淡红，无阴毛，富含神经末梢。两侧小阴唇前端融合包绕阴蒂，形成阴蒂包皮和系带，后端与大阴唇会合，在性兴奋时，小阴唇出现充血及颜色改变，体积可增大 2~3 倍。

4. 阴蒂：位于外阴前端两侧小阴唇之间，长约 4 厘米，与男性阴茎海绵体相似，能够勃起。阴蒂头有丰富的感觉神经末梢和血管分布，是女性生殖器中对性刺激最为敏感的部分。在受刺激时，阴蒂能充血而勃起，引起性兴奋并能传递性兴奋使女性达到性高潮。

5. 前庭：为两个小阴唇之间的菱形区。上半部有开口较小的尿道口，下半部有开口较大的阴道口，此外还有一对前庭大腺开口。

6. 前庭大腺：位于阴道口两侧一对黄豆大小的腺体，每一腺体有导管开口于小阴唇和阴道之间。性兴奋时，分泌少量的淡黄色碱性液体以润滑阴道口。

7. 处女膜：是阴道口周围的一层薄膜。膜中间有个孔，与阴道相通，以通月经。处女膜多在初次性交时破裂，并伴有轻微疼痛和少量出血。少数女性处女膜极薄，可因剧烈运动而破裂，所以我们不能武断地以处女膜的完整与否来衡量一个女子的节操。

(二) 内生殖器官

女性内生殖器官由阴道、子宫、输卵管和卵巢组成。

1. 阴道：是女性的性交器官，也是月经排出和胎儿娩出的产道。性高潮时，其下 1/3 强烈收缩，阴道内 2/3 扩张；阴道内的血管丰富，性兴奋时，渗出液体润滑阴道，可避免性交时摩擦对阴道壁的损伤。阴道外 1/3 神经末梢丰富，极为敏感，尤其是 G 点，即阴道前壁的一小块敏感区，刺激该部位可产生性高潮。

2. 子宫：从青春期到更年期，子宫内膜受卵巢激素的影响，呈周期性改变并形成月经。月经周期的长短，个体差异很大，一般在 21~35 天。月经持续时间差异也很大，多为 3~7 天。子宫是供给胎儿营养、孕育胎儿的场所。在性兴奋时，可出现子宫提升，从而使阴道加长，子宫颈口有很多腺体，分泌子宫颈黏液。

3. 输卵管：为一对细长而弯曲的管状器官，位于子宫两侧。精子和卵子通常在输卵管内结合，完成受精后，受精卵在输卵管内进行分裂同时，被推向子宫。

4. 卵巢：是女性性腺，左右各一，呈扁椭圆形。位于子宫两侧，具有周期性产生卵子，以备受精，分泌性激素，以维持女性性特征及性功能的特点。一个女子在正常情况下，每月排一次卵，左右卵巢轮流排出，一生总共可排出 400 个卵子。

第二节　男性阴茎的勃起

　　阴茎的勃起是男性性功能的最重要和最基本的一个环节。阴茎勃起有赖于健全的神经反射通路、正常的内分泌功能、充分的动脉血液输入和有力阻断静脉血液输出、正常的阴茎解剖结构四个环节的相互配合和协调，缺一不可。此外，还必须有健康的心理状态，否则，即使上述四个环节都正常，阴茎仍然无法勃起。

第三节　射精究竟是怎么回事

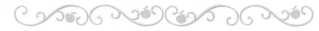

　　当男性性兴奋达到高潮，或局部刺激累积到一定的量时，则发生射精，把精液射入阴道。射精后阴茎变软，退出阴道，性交告终。在整个性交过程中，射精是非常重要的一环。

　　大脑皮层的高度兴奋，阴茎头部高度敏感及强烈刺激，可使射精过程缩短。反之，大脑皮层兴奋性下降，阴茎头部敏感性下降如包茎、戴避孕套性交等则可延长性交时间，减慢射精过程。大脑皮层兴奋性过低，引起射精的刺激阈值太高或缺乏正确的性知识，性交时阴茎抽送幅度及频率不够，可导致性交不射精的现象发生。

第四节 性 欲

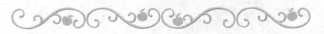

性欲的概念

性欲又可称为性要求、性兴趣、性吸引等，是人类固有的本能和欲望，是人类繁衍昌盛的原动力。生命不仅需要维持个体存在，而且也需要保持物种的存在，要保持物种的延续，就要有繁殖活动。对于人类来说，性交是完成繁殖的必要方式。

随着社会的发展与人类的进步，人类的性欲已大大超出了本能的范畴，超出了生儿育女的需要，延伸为一种快感和生理的享受。

第五节 性欲与感觉器官

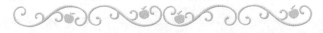

性欲的产生不仅仅是神经系统、性激素和性器官的作用，应该是全身感觉器官都参与了性欲的产生过程。性欲的产生取决于三个因素：一是外在刺激的强度，二是接受刺激的敏感程度，三是性生理反应强度。每个人都有属于自己独特的性兴奋触发因素。

一、触觉

在性方面的所有感觉中，最重要的是触觉。

接吻、拥抱和爱抚，既可以引起性欲，又可以作为性行为的准备。夫妻间的亲吻是爱情升华和持续的催化剂，性生活前的接

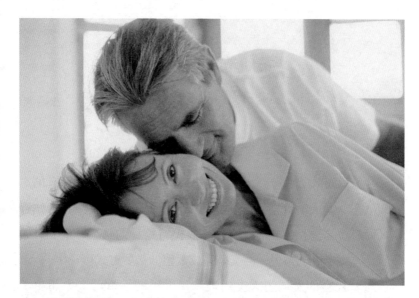

吻，能激发性欲，全身热血沸腾，可体会到性冲动给全身带来的震颤。拥抱时两性接触面积大大增加，性刺激也成正比例增大。爱抚也是夫妻性生活的一个重要组成部分，可以激起双方的情欲，特别女性皮肤娇嫩而敏感，更喜欢男性轻柔的爱抚。

爱 心 提 示

性交本身也是一种触觉，通过阴茎在阴道内快速抽送摩擦，可以享受到性高潮带来的性快感。

负责感受、传导触觉的神经末梢在身体的各部分分布不同，对触觉最敏感的部位称为性感带或动情区，此处神经末梢最丰富，关于性感带在身体的分布，会在后面章节中提到。

二、视觉

视觉在男性性欲中占有特殊重要性。男性的性欲最容易被视觉所刺激。如一个男人看到一个裸体美女，那他身上可能会迅速出现某些变化，如心跳加快、呼吸急促，随之而来的则是阴茎勃起。

三、听觉

在性活动中，听觉对激起情欲有极为重要的作用，而人类的言语发展也有其性活动的因素。男女两性的不同声音传送到对方耳朵里，在相爱的人中间便会产生性刺激。

语言是人类间进行思维和交流感情的重要手段。夫妻在性活动前，性活动中的喁喁私语，对于双方的思想交流，以及促进双方进入性兴奋都是必不可少的。

四、嗅觉

嗅觉对于人类性活动来说，其重要性就比较低，且对性欲也只有辅助的作用。

第六节　性反应周期

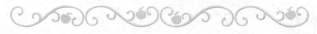

从性唤起到性欲高潮，从性欲高潮到回复至初始的生理状态，生殖器和身体的其他方面都要经过一系列的周期性变化，这就是性反应周期。性反应周期主要包括兴奋期、持续期、性高潮期和消退期。

一、兴奋期

指性欲发动，身体进入性紧张阶段。对男女两性来说，无论来自肉体的或精神的性刺激都能引起性兴奋。

唤起性兴奋所需时间长短不定，它受心理状况、情绪、体力和刺激的有效程度等多种因素的影响。兴奋期越长，消退期也越长。

男女两性在性兴奋期的主要差别是，男性一般能迅速地达到性兴奋，从一开始就渴望立即性交。而女性的性唤起则受社会心理因素的影响，费时较久。她们更倾向于渴望得到更多的爱抚、拥抱和情话。通常，女性在身心调适良好的状况下，能够比较快地进入性高潮。

兴奋期双方共同的生理反应是心跳加快、肌肉紧绷和生殖器充血。身体有关肌肉会发生不自主的收缩，兴奋强时还会不停地快速颤动和抖动。

男性的性兴奋是以阴茎充血勃起为特征，一般人在 3~8 秒钟之间就能勃起。阴囊皮肤变圆，显得光滑和扁平。提睾肌收缩，精索缩短，睾丸提升。有些男性的乳头还会竖起来。

女性性兴奋的特征是生殖器充血后，阴道内会有大量分泌物渗出。多发生在感觉兴奋后 10~30 秒钟。阴道内 2/3 段扩张，使阴道总长度增加 1/4；阴蒂涨大，清晰可见；乳头竖起，乳房胀大，这些都是女性兴奋期的特征。妇女一般会感到阴部抽动和充血，而处女则会有会阴不适的感觉。

二、持续期

指兴奋期之后高潮期之前的一段短促的兴奋平缓的阶段，持续约半分钟到几分钟。早泄男性此期短促。女性若持续期很短则常常意味着性高潮一定很强烈。

与兴奋期相比，此期没有突然的生理变化可供识别，而只是生理反应在兴奋期基础上的延续和加深。生理紧张、肌肉紧张、全身肌肉僵直、神经兴奋达到更高的强度。这时，会有心搏过速的现象，每分钟可达 100~175 次；但因被性兴奋所掩盖，故并不会感到心慌。而随着呼吸加深加快，血压升高，生殖器充血更加显著，性快感和生殖器舒缩主观感觉在两性都很强烈。生殖器区域对触摸表现出高度的敏感，而性器官则表现出血管充盈所致的显色反应。

男性以阴茎更加坚硬、龟头明显增大和颜色加深为特点。睾丸增大 0.5~1 倍，并充分提高和旋转 30°左右，少数可见性红晕皮肤反应。

女性此期特点是阴道外 1/3 显著充血，而导致阴道口窄缩，形成特定的收缩环。阴道内 2/3 可继续扩张，乳房体积可增加 1/4，乳晕肿胀，可掩盖乳头，前庭大腺分泌，阴道润滑液分泌开始增加。大多数的女性在胸、腹部会出现性红晕。

三、高潮期

这一时期是性反应的顶峰，也是性紧张过程中最短暂的瞬间，只持续数秒。性高潮把先前形成的高度肌肉紧张通过不随意肌肉痉挛而释放，并带来波浪式快感。

女性以子宫、充血的阴道外 1/3 段，肛门括约肌同时节律性收缩为特征，是一个全身性反应，并不局限于骨盆反应。女性在 35 岁左右性高潮能力最强。

男性也有躯体与精神的突然松弛、附属性器官开始一系列收缩，使精液汇聚于尿道的前列腺部。射精过程由前列腺、会阴部肌肉、阴茎体一起有节律收缩协同完成。男性达到性高潮的能力在 20 岁左右达到巅峰。

两性性高潮开始时，肌肉痉挛的时间同样长，最初 3~4 次收缩，间隔 0.8 秒。间歇逐渐延长，收缩减弱。高潮强度可由收缩次数来判定，较轻的高潮收缩 3~5 次，强者可达 8~10 次或更多。高潮强度取决于性刺激的方式、强度、体力、心理承受强度及人际关系的亲密程度等。

呼吸加快，如高潮澎湃时，每分钟可达 40 次，为平静时一倍。心率可达每分钟 180 次，收缩压可增加 40~100 毫米汞柱，舒张压可增加 20~50 毫米汞柱。全身肌肉随意或不随意收缩。

如果持续期后未达到高潮，那么会阴部敏感性和身体的肌紧张就要拖延很长时间才能恢复。达不到高潮往往会令人失望、不快，造成失眠、烦躁不安。女性会因此而逐渐发展成性冷淡。

四、消退期

指身体紧张逐步松弛和消散的过程。需要 10~15 分钟，但若未能达到高潮，可能要几小时甚至 1 天。

男性消退过程快，特别是生殖器的充血消退快。性刺激停止后，睾丸下降到原位，阴茎疲软，恢复原来大小。肌紧张松弛过程约 5 分钟。

两性最大差异是男性有不应期，也就是说男性在性高潮后有一段时间无法再兴奋起来。不应期的长短因人、因年龄而异，有些年轻人只需几分钟就能重新勃起，有些人则数小时后仍不能恢复正常性反应。

女性具有多次性高潮的潜力，多在高潮后企求继续爱抚，就像美妙的曲子需要一个完美的终止式一样。有时，盆腔的瘀血消退要达 6 小时之久，就是缺乏后续爱抚的缘故。性皮肤消退较快，乳头最先恢复，乳房 5~10 分钟后缩小。前额和前胸可出汗。阴蒂恢复原位，消退需 5 分钟。阴道松弛，恢复要 10 多分钟。子宫颈口张开半小时左右恢复，以利于精子的游入。

第七节　性敏感区

性敏感区是指某些部位的皮肤对异性的性刺激很敏感，其敏感程度与性兴奋保持一定联系。

第一部分：男性主要集中于阴茎，这一区域对性刺激最为敏感，如龟头富含感觉神经末梢，对性刺激特别敏感，是男子的主要性感区。阴茎颈部、系带、体部的皮肤，尤其是沿尿道分布的皮肤对触摸刺激很敏感。

女性集中于外生殖器，如阴蒂、小阴唇、阴道口、大阴唇和阴阜。尤其阴蒂和小阴唇含有丰富的感觉神经末梢，最为敏感。这些区域接受异性的性刺激后，可明显地激发情感和性欲，性兴奋可明显增强，并促成性行为的发生。有些女性仅仅由于刺激阴蒂，就可达到情欲高潮。

第二部分：男性为阴茎周围部分，如阴囊、阴阜、大腿内侧及含阴部皮肤等，其敏感性均较高。

女性为乳房、乳头、口唇和舌。乳房是仅次于外生殖器的性感部位。在两性接触中，男性本能地渴望接触并抚摸女性的乳房，而女性则本能地渴求对乳房的抚摸，这种对乳房的爱抚行为，使女性得到性快感，并加速唤起女性的性兴奋，引发出要求更多性快感的欲求行为。有些女性仅仅由于对乳房，特别是对乳头的刺激即可引发性高潮。同样，女性的口唇和舌对性刺激也很敏感。接吻对女性是一种很强大的性刺激，可以明显地激发情感和性欲，得到很强的性快感，并引起性冲动。

第三部分：男性为口唇、舌头、胸部、手指、手掌。口唇、舌头对性刺激也很敏感，在接吻时异性对口唇、舌头的刺激可明显地激发情感与性欲。手指、手掌及胸部的某些部位对异性的刺激也很敏感。如男性在与女性接触时，通过手指、手掌抚摸女性的身体可以产生强烈的性兴奋。

女性为颈部、脸颊、额、大腿内侧、臀、腰及长有毛发的部位如腋窝、头皮等。这些部位对异性的性刺激也较为敏感。

第八节　男女性功能差异

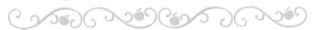

男性性功能包括性欲的产生、性兴奋、阴茎勃起、性交、射精、性高潮出现、阴茎疲软、性欲消退等过程。女性的性功能包括性欲的产生、性兴奋、前庭大腺及阴道润滑液的增加，性高潮出现，性欲消退等过程。

男性的性行为比较主动。其性敏感区较为狭窄集中，通常是在与女性接触时，抚摸女性的身体，就可产生强烈的性兴奋；所以，男性的性行为具有主动性和进攻性，常通过手指的性敏感性作为桥梁。而女性的性行为则比较被动，"启动"较慢；但是性兴奋一旦被激发出来，可以和男性一样强烈。男性在性反应中表现为急躁，而女性则是深沉。

男性在经历过性高潮之后，马上进入消退期，也就是不能马上再次被性唤起，即"不应期"。而女性则有多次重复达到性高潮的潜力。男性的不应期是为了积蓄性能量，使精子及精液的数量得到补充，以适应新的性紧张而必需的间隔。这也是因为在整个性反应过程中，男性的体力消耗比女性大得多，而且还有大量精

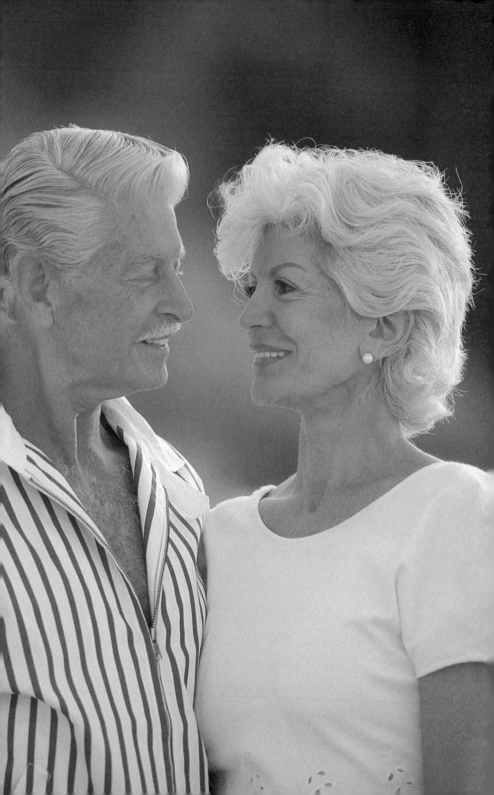

男女性功能差异表

	男性	女性
性欲冲动	主动性、进攻性	被动性、容忍性
性反应	排泄欲强烈	接触欲强烈
反应速度	反应快、消退也快	反应慢、消退也慢
性欲旺盛年龄	18～25 岁	30～35 岁
性敏感区	狭窄集中	广泛、分散
不应期	有	无(可再次达到性高潮)
性欲周期性	无	有(随月经周期变化)
性红晕	有,较少	大且多

子排出。

另外，女性在性持续期还有一个重要的特征——"性红晕"的出现，而男性只有极少数有，即先在上腹部出现粉红色类似麻疹的红晕区，在很短时间内可扩散到前胸和乳房，其他部位也可出现，如臀部、背部、四肢和脸部。

第九节　男女性功能的协调

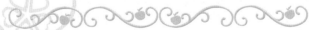

男、女两性间的性行为是以相怜相惜、同心同情为前提的，两个人的共同活动。唯有双方充分了解两性的性生理、性心理方面的特点和差异，才能使男女双方在性生活中都能出现性高潮，获得性快感，达到性和谐的美满境界。

男女两性的性欲都有接触欲和排泄欲两个方面，男性以排泄欲为主，女性以接触欲为主。男性的性欲在青春期后最为强烈，而女性则由于需要性经验的累积、性体验的加深，往往在35岁前后才变得旺盛起来。这就导致男女在性反应的韵律上不协调，这是初婚夫妇以及已婚夫妇达到和保持性生活和谐的一个障碍。因此夫妇双方需要在了解男女两性的性生理、性心理的特点和差异的基础上，通过学习和经验的累积，掌握性交的技巧。如果性反应韵律不同步，可以经由性交技巧的提升以获得相当的弥补。在性生活中，男性一方面要采取各种方式的温存和爱抚来激发女性的性兴奋，加快女性性兴奋的发展速度；另一方面要尝试变换新的体位、姿势和扩大刺激范围，适当降低阴茎的性兴奋性，控制自己性兴奋的发展速度，借以达到男女双方性反应的和谐。尤其是初次性交者，男性要尽量克制冲动的性行为。另外，男性要获得性高潮的快感，需要女性在性兴奋时阴道的高度润滑和其他动作配合。否则，尽管男性有射精反应，但性感很差，长久下去，便容易造成性功能障碍。

总之，男女双方在结婚前，应该进行性行为方面的学习和必要的性教育。要能充分认识，夫妇双方在性欲强度方面，会有不一致性，并不能抱怨对方。但在这时候，强烈一方不应过分要求，要稍加克制，而平淡一方应报以爱抚和温柔。只有这样，双方才能携手共创美好的性生活。

第十节 老年人性功能改变

世界卫生组织把65岁以上的人列为老年组。随着年龄的增长，全身各器官、组织的功能都逐渐衰退，性功能也不例外。老年男性因全身血管硬化，阴茎血管的灌流量不再那么充分，同时肌肉的收缩强度也较以前减弱，致使阴茎勃起所需的时间延长，勃起时的阴茎硬度也不如青年时坚实，持续时间也缩短。老年人神经对外界刺激反应也不敏感，使阴茎对外界刺激反应下降。女性在45岁以后卵巢功能逐渐衰退，月经周期渐渐延长，直到月经完全没有，称为停经。停经后，动情激素量减少，雄性激素量相对增多，再加上无妊娠的顾虑，女性则有可能会出现一个短暂的性欲增强期。此后由于阴道壁变薄，弹性降低，阴道腔缩短，阴道口要逐渐萎缩、变小，同时阴道黏膜下组织中的血流量下降，情欲激动时性反应变得缓慢。性欲高潮反应也有所减退，阴道收缩反应不明显，持续时间也相对缩短，性欲消退期也提前来临。

导致老年人性兴趣下降及性交次数减少的原因很复杂。其中不但有生理功能的下降，疾病因素，更重要的还有社会因素。对老年人来说，规律地性生活和青年人一样是不容忽视的正常生理活动，大部分老年人仍需要正常的性生活来满足性欲的要求，老年人有适当的、和谐的性生活有益于身心健康和延年益寿。老年人规律的性生活还可部分弥补与衰老有关的性功能衰退。但是也绝不能把老年人的性功能夸大到其力所不能及的程度，那将事与愿违，造成不良的后果，应当因人制宜才好。只要一般健康状况良好，没有重要的器质性疾病，老年夫妻可以试着在自己的性生活中，摸索出适合彼此的方式，通向和谐的性爱生活。

老年人出现性功能低下是生理的发展规律，但老年人并不意味着性欲的必然衰退。养成良好的生活习惯，坚持适当的体育锻炼，以及良好的心理调整都可以使老年人性功能衰退延缓，性能力得以充分地改善。

第十一节　性生活宜忌

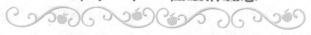

和谐而适度的性生活不仅是夫妻感情交流的重要组成部分，而且也有利于双方的身心健康，有助于提高生活品质，乃至益寿延年。这里介绍几点重要的性生活宜忌知识。

一、性生活的频率

在青壮年期间，特别是初婚阶段，每周 2~3 次也不能说不正常，到中年以后，数周一次、数月一次也是很普通的。一般来讲，以不感到疲倦或不影响第二天的工作和学习为原则。

二、性生活前后宜忌

这一点对性生活和谐完美非常重要，却有很多人不注意，特别是男性，把性生活完全当作一种欲望的发泄，或是当作一种任务，应付了事，不注重感情的交流，这都是不应该的。我们都知道，男女在性反应上有差异，男子一般能迅速地达到性兴奋，从一开始就渴望立即进行性交，而女子的性唤起则费时较久，主要是接触欲，更倾向于渴望得到更多的爱抚、拥抱和情话。

所以男性在性交前不应急于性交，应给妻子更多的爱抚、抚摸和一些耳鬓厮磨的情话，待妻子生殖器充血，阴道内大量分泌物渗出时再性交。性高潮后，男性消退过程快，射精后阴茎马上疲软，而女性多在性高潮后企求继续爱抚；但很多男子在性交后，由于体力消耗较大，倒头就睡觉，或抽上一支烟，把妻子放在一边不闻不问，这都是不应该的。

三、性生活强度和深度

中医提出性交时"浅内徐动、弱入强出"的原则值得大家参考。性交时动作过于粗暴，阴茎插入过深会损伤脏腑精气和血络。现代医学研究发现，阴道的敏感区主要分布在其浅部，该区域神经末梢比较丰富。因此，性交时主要通过刺激阴蒂、小阴唇和阴道内壁外 1/3 区域使女获得快感，使其进入性高潮，对阴道深部的磨擦并非能增强女的快感，有时会适得其反。这一点新婚夫妇尤其值得重视，洞房花烛之夜，新娘发生阴道撕裂伤的悲剧屡有发生。

四、性生活的时间和环境

中医学有"天人相应"这一点，性生活作为一种生命活动，有其自身的规律，同时也受自然界变化的影响。中医认为，月亮的晦朔弦望，以及大风、大雨、雷电霹雳、大寒大热、地震会引起人体阴阳气血失调，心情恐惧，导致脏腑功能紊乱，故在这些时日不宜性交。恶劣环境下性交，必然会造成心理上负担，损及身体。男子往往会阳痿、早泄、女子性欲丧失。

性生活时应选择安静、温馨、舒适的环境，不受外界干扰（时间不一定要拘泥于晚上），这时双方精神松弛，心情舒畅，有利于获得幸福美满的性生活。

如果性交时居住周围有噪声、惊吓，或离公共场所较近，或居住环境拥挤，怕被别人看见或听见什么，易引起心理上负担，久而久之都易造成性功能障碍。

五、妇女在经期、孕期、产褥期性生活宜忌

中医认为应禁止在妇女经期同房，正如孙思邈所说："妇女月事未绝而与交合，令人成病。"经期同房会耗损肾精，经血运行逆乱。西医认为月经时，子宫内膜脱落，创伤面积大，同时子宫颈张开，此时性交，容易把细菌及脏东西带进生殖器内，导致子宫颈炎、子宫内膜炎、子宫颈糜烂等疾病。中医主张妇女在妊娠期应"主静节欲，以保胎元"。在妊娠早期 3 个月应禁止性生活，以防子宫收缩引起流产。妊娠后期 2 个月应禁止性生活，以防引起子宫收缩，发生早产、出血。其他阶段虽不禁止，但也应节制，性交时应以阴茎不要插入过深，女性腹部不受压迫为原则，可采用女上位、女性跪卧后入式、女性仰卧侧入等性交姿势。在女性产后 2 个月内应禁止性生活，因为女性分娩后，生殖器官需经 6~8 周才能恢复，再加之哺乳和分娩的劳累，过早性生活都会影响生殖器官的恢复，并引起疼痛和不适。

六、饮食、劳倦与性生活宜忌

饱食之后性交，会使消化功能紊乱，引起胃肠病。性交后由于体力消耗较大，全身出汗，但此时切忌马上喝冷饮，喝冷饮往往会耗损人体阳气，甚至会造成男子阳痿，女子经痛。醉酒过后应禁止性生活。

夫妻行房，应在双方体力、精力充沛时为佳，疲倦时不要勉强入房。孙思邈指出："远行及疲劳，皆不可合阴阳"，当然也应包括用脑过度。此时行房，会耗伤肾精，造成多种疾病，年老体弱者尤应注意。

七、疾病与性生活宜忌

对于某些疾病的严重阶段，如心脏病、脑血管疾病、肝肾功能不全等，应禁止性生活。对某些慢性疾病恢复期，应在节欲的前提下，可以谨慎行房，对患有性病及某些传染病的患者，应禁止行房。或行房时必须戴安全套，否则极易传染给对方。中医对此也有很深刻的认识，认为人患病后当顾护正气、祛除邪气、调和阴阳。若再强行行房，势必耗伤正气而致邪气益甚，加重病情。古人曾有"服药千朝，不如独宿一宵"之说。也就是说天天服药所取的疗效，经过一次性交，就会使其功亏一篑。故患者当独卧静养，清心寡欲，固守精气。

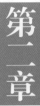

第二章

性功能障碍的基础知识

　　性活动包括性欲唤起、男性阴茎的勃起及持续时间、女性阴道对勃起阴茎的容受性、性交、女性是否出现性高潮、男性射精能力等几个环节。在性活动中，上述任何一个或几个环节发生异常，均可影响正常性活动的进行，称之性功能障碍。

第一节　性功能障碍的概念及分类

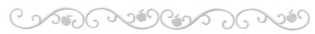

性功能或称性机能，是指在进行性活动的整个过程中，当事者所具有的能力。性活动包括性欲唤起、男性阴茎的勃起及持续时间、女性阴道对勃起阴茎的容受性、性交、女性是否出现性高潮、男性射精能力等几个环节。在性活动中，上述任何一个或几个环节发生异常，均可影响正常性活动的进行，称之性功能障碍。

一、概念

人，作为万物之灵，其性功能除受生物学因素（诸如遗传因素、健康情况等）的影响外，还明显地受到社会学、心理学等因素的影响。

二、分类

性功能障碍的分类方法很多，根据临床情况，介绍两种比较常见的分类方法，至于各个病的分类将在相关章节具体介绍。

1. 按发病时间分：原发性性功能障碍和继发性性功能障碍。

原发性性功能障碍是指从初次性生活开始，便一直经历着性功能障碍。继发性性功能障碍是指有过一段满意的性生活后出现的性功能障碍。

2. 从发病的原因分：功能性、器质性、混合性性功能障碍。由生殖系统、神经系统、内分泌系统等器质性病变所引起的性功能障碍，称为器质性性功能障碍；若由大脑皮层功能紊乱，或其他环节功能紊乱所引起的，即为功能性性功能障碍。两种性功能障碍在同一患者身上出现，称之为混合性性功能障碍。临床上功能性性功能障碍占绝大多数，器质性性功能障碍仅为少数。

第二节 性功能障碍的常见发病原因

引起性功能障碍的主要原因

引起性功能障碍的发病原因很多，广义地说性功能障碍的原因主要有三个方面：

（1）由于某些系统功能紊乱所致，特别是大脑皮层功能紊乱及心理、精神因素的影响。

（2）受身体器质性疾病、外科手术、药物等因素影响。

（3）受不良的生活习惯所致。

下面简单地归纳一下，引起性功能障碍的主要原因有：

1. 性知识缺乏，缺少性教育：许多人对性知识不了解甚至完全缺乏。

2. 疾病：大多数性功能障碍是由精神心理因素造成的，但性功能障碍与有些疾病也有密切关系。

3. 神经精神因素：正常的性能力有赖于健康的心理和体魄。当周围或中枢神经系统、自主神经系统失常，就会出现各种神经症状，当然也影响到性功能。

4. 内分泌失调：促性腺激素（FSH 和 LH）、男性激素和动情激素。当下视丘、脑下垂体或性腺有病变，便会出现一系列器质性障碍。女性的性欲高峰最有可能出现在排卵前后，但下垂脑–脑下垂体–性腺轴中任一个环节被打乱，都会影响性功能，如女性由于卵巢囊肿而切除卵巢，将导致动情激素在体内含量下降，就会引起性欲减退。

5. 药物因素：可以应用某些药物来治疗性功能障碍，但临床上确有许多药物又可导致不同类型的性功能障碍。如降血压药有利血平、胍乙啶、甲基多巴等。激素类有雄性激素、可的松、泼尼松等；雄性激素拮抗药，如醋酸环丙氯地孕酮等；其他有安妥明、地高辛、地西泮、普鲁本辛等。

6. 不良的生活习惯：无论男女若烟酒过度都可产生性抑制效应，明显地表现出性欲减退、性兴奋困难、性高潮丧失等。性交过频、频繁手淫等强烈的长期过度性刺激，性神经长期处于兴奋状态、性功能易被消耗。长期消耗则功能会衰竭减退，性器官易被损伤而产生性疲劳，则可出现阳痿、早泄等。

第三节　性功能障碍的主要症状

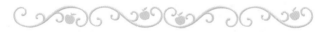

性功能障碍的症状是指男、女在整个性活动过程中，从性欲状态直到性高潮出现的任何环节上的异常状态。性功能障碍在临床表现为一组复杂的综合征，常表现为性生理反应的反常和缺失。

一、男性性功能障碍的常见症状

（一）性欲异常

主要有性欲减退、性厌恶和性欲亢进三种。其原因可由于器质性异常，也可由心因性异常，常伴有其他症状，因而不能达到和谐的性关系。

（二）勃起异常

这种症状最为常见，可分为两种：

1. 阳痿，即男子不能达到或保持足以完成性交的勃起。可以是精神性，也可是器质性。

2. 阴茎异常勃起，指阴茎持续勃起，并可产生疼痛，常属器质性。

（三）性交异常

性功能无改变，但因外生殖器官的畸形、损伤或过度肥胖而不能性交。

（四）射精异常

有的是在射精过程、时间上的障碍，如早泄、延迟射精；有的是射精过程本身发生障碍，如不射精、逆行射精。其他较少见的尚有精溢、血精、脓精等。

（五）感觉障碍

常见现象有：

1. 痛性勃起。

2. 痛性射精。

3. 外生殖器的感觉异常。

4. 情欲高潮的感觉减退。

二、女性性功能障碍

女性性功能障碍也有较高发病率，但由于受传统的封建文化、纲常伦理的影响，直到现在，女性性功能障碍也未能得到应有重视，未能予以认真的研究、治疗。常见症状按其临床类型可分为：

1. 性欲低下。

2. 性唤起障碍。

3. 性欲高潮功能障碍。

4. 阴道痉挛。

5. 性交疼痛。

6. 其他较少见尚有性欲亢进、性恐惧症等。

总之，性功能障碍根据临床上的轻重程度，以上的症状可单一出现，也可能两种或多种症状同时出现。一定时间出现的症状，可以随着时间的拖延，或者由于病情的加重而症状也加重，并可出现更多的症状。或者由于病情的减轻，使一些次要的症状消失。所以对于患者的主诉要从病程上进行全面的动态观察。

第四节　性功能障碍的预防和治疗

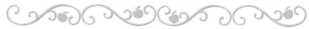

一、性功能障碍的预防

中医在很早以前就提出"治未病"的概念，也就是现在所说的疾病的预防，做好性功能障碍的预防工作，降低性功能障碍的发病率和复发率，具有与治疗同等重要的意义。主要预防途径有：

（一）普及性知识、性教育

普及教育包括性生理和性心理教育，使男女双方能正确对待性生理功能，减轻性焦虑、性恐惧心理，消除不必要的思想顾虑，避免精神性性功能障碍发生。另外，夫妻性生活必须在合适条件下，建立在双方自愿的基础上。若不通过爱抚，唤起情欲，而只是简单粗暴的性行为，这样对女性的性心理伤害很大，会使女性出现阴道痉挛、性冷淡等性功能障碍。

(二) 注意生理、心理卫生，增强抗病能力

健全的体魄有赖于适当的营养、有节律的生活、有趣味的精神调剂、体贴和睦的家庭生活、规律而有节制的性生活。情绪开朗、清心寡欲、加强体育锻炼、生活起居有规律、养成良好的个人卫生习惯，对预防性功能障碍非常重要。

(三) 提倡早期就诊、早期治疗

性功能障碍多为难于启齿的隐疾。很多人讳疾忌医，拖延时间，最后养痈成患，自食苦果。一旦出现性功能方面异常，应积极就医，向医生介绍全部疾病及其发展变化的情况，有助于早期诊断，早期治疗。但是有一点要提醒大家，现在有许多江湖郎中，利用患者治病心切而又害羞的心理，到处张贴广告，吸引患者前往，大家切不可妄信，以免上当。

(四) 积极治疗能引起性功能障碍的原发病

很多疾病在发病过程中或末期，都伴有性功能障碍症状。如泌尿生殖系统疾病尿道炎、阴道炎等，应积极地早期治疗，以防引起性功能障碍。糖尿病患者并发周围神经和微血管病变时，也可出现性功能障碍，所以积极控制血糖，防止并发症出现，对预防性功能障碍也有重要意义。

(五) 避免医源性性功能障碍

性功能障碍大多数是由于患者的心理因素引起的功能性性功能障碍，医生在病情未查清前，不要妄下断论，以免加重患者的心理负担。对已有性功能障碍的患者，医生应避免或停止给患者服用可能引起性功能障碍的药物。

（六）夫妻调理

和谐的性生活有赖于双方共同努力完成。任何一方表现消极、冷淡或拒绝，均会引起对方不良的身心应。初婚性交失败，不少是因女羞涩、恐惧、不配合的结果。偶然一次出现性波动也不足为怪。任何一方出现性功能障碍，夫妻双方都有责任，要互相体贴、互相理解，切不可互相指责，使患者在温暖、体贴、理解的基础上增强信心，以有益于精神调养。

二、性功能障碍的治疗

性功能障碍大多由精神性原因所引起，经过性知识教育，精神疏导，心理压抑、恐惧得到释放后，多数可以治愈或改善。但有些精神性的也很难治，对此一定要有耐心，医生、患者、配偶多方面合作，增强患者的自信心。

器质性性功能障碍的治疗效果差异较大。如由其他疾病（先天性因素除外）并发的性功能障碍，随着原发病治疗改善，其也会得到改善。但对有些是由中枢损伤和顽固的慢性病造成的很难再恢复性功能。

另外，性功能障碍如果没有得到积极治疗，可以随着时间的推移，或由于病情的加重而症状也加重，并可出现更多的症状。

性功能障碍的治疗，是以恢复患者的性交能力，使之在性生活中获得满意的性快感，并以促进夫妻之间美满的生活为目的。

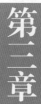

第二章

性功能障碍的治疗原则和方法

第一节　性功能障碍的治疗原则

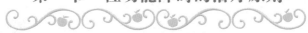

性功能障碍的治疗，是以恢复患者的性交能力，使之在性生活中获得满意的性快感，并以促进夫妻之间美满的生活为目的。对性功能障碍的治疗，应遵循以下几个原则：

一、顺乎自然

人类的性行为具有符合生物属性和社会属性的双重性特征。符合社会规范的两性关系，应该是人最自然不过的功能。所以夫妻间的性生活，最需要的是自然。因此，在治疗时就是引导患者克服心理障碍，使之适应自然性。

二、夫妻合作

夫妻间的性行为是以互爱为前提的协同作业，性快感是这种协同作业的一种协同效应。因此，必须有双方密切而有效的配合才能成功。所以，治疗时就必须实施夫妻双方共同合作。

三、学习适应

夫妻间的性和谐是需要经过一定时间的训练和适应才能形成。学习过程就是通过神经不断接受外界环境的变化，获得新的行为模式，养成新的行为习惯过程。所以，通过学习性的有关知识，纠正不良的性行为习惯有助于治疗。

四、补虚疏郁

虚是指脏腑、气血、阴阳的不足；郁是指各种原因引起的气机郁滞不畅。性功能障碍的疾病，常是正气亏损、气机郁滞、虚郁相兼为患。故补虚疏郁在治疗上非常重要。

五、形神并重

性功能障碍患者，除形体上有损伤外，多伴有精神压抑。形伤必及于神，神伤也必累于形，形神并伤亦为常见。所以形神并重也是一个重要的治疗原则。

六、体质特点

不同年龄段的人，其体质各异。一般来说，35岁以前实多虚少，40岁左右虚实相兼，55岁以上虚多实少。所以在治疗时必须注意体质特点。

七、辨证施治

性功能障碍的病因病机错综复杂，表现于外的症状、脉象和舌象也多样化，就是一种性功能障碍的疾病，在不同的阶段，其症候的表现也不同，所以在治疗性功能障碍时就必须辨证施治。

第二节　性功能障碍的治疗方法

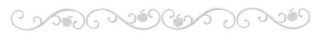

一、性咨询

性咨询是通过建立医生与患者之间良好的人际关系，使患者获得帮助的过程。性咨询的过程，实际上是医生向患者提供建议、鼓励、有针对性地传授性知识，使之接受性教育，以及向他们提出自助治疗等手段。通过这种帮助，使患者掌握原先不熟悉的性知识，克服不必要的精神顾虑。

1. 性教育的必要性。性知识能够增进对性生活的理解，纠正对性生活的错误认识。如男女性反应及性功能的差异，以及"不应期"的生理和特点；女性在性反应过程，特别是性高潮的表现和出现的条件；性生活前的爱抚和情话及性生活的温存；手淫是一种自慰性的性行为，偶而为之，没有过分的危害等。

2. 鼓励交流，消除疑虑。鼓励夫妻间进行性方面的交流，帮助患者表明相互之间的需要和渴望。另外，还要解除患者的焦虑恐惧心理。

二、精神疗法

精神疗法又称心理治疗，是采用各种心理学方法，通过医生与患者之间的交谈、讨论、暗示，以及其他方法，改善患者的情绪，使患者正确认识和对待疾病，消除对疾病的忧虑，增强战胜疾病的信心和能力，以达到减轻疾病，加速治愈的目的。

心理治疗按学派分有精神分析法、行为疗法、支持疗法、暗示疗法。按对象分有个体治疗和群体治疗。心理治疗的方法有性教育，端正对性的态度、鼓励、劝告、性技术的学习等方面，有的已在性咨询中介绍，有的具体方法，将在有关章节具体介绍。

心理治疗的结果，可以减少焦虑，增强安全感，促进性反应，解除夫妻间不良的心理活动。性行为的心理疗法的基本点是"做"与"理解"相结合。总的治疗原则是在治疗过程中，医生应有目的地与患者保持联系，以了解患者夫妻双方对治疗的感受，在治疗开始阶段更为重要。

心理治疗的目的是向患者阐明性功能障碍的性质，给患者以安抚、帮助、支持和适当劝告，帮助患者了解性生活，排除不利于性生活的内外影响。

三、药物疗法

使用中西药物治疗性功能障碍的疾病，是临床治疗的主要手段。在这里我们只简单地介绍一下药物的种类，具体的药物及应用在后面有关章节予以介绍。

(一) 西药

主要分以下几类：

1. 针对大脑皮层兴奋中枢抑制作用的，应给予兴奋剂，如咖啡因、士的宁等。

2. 针对大脑皮层中枢兴奋的，应给予镇静剂，但剂量必须适度，否则会进一步损伤性功能：如非那根、地西泮等。

3. 针对性激素水准低下的，可给予性激素或促性腺激素：如甲基睾固酮、乙烯雌酚、促绒毛膜性腺激素等。

4. 对于那些身体素质不好，体质虚弱的，可给予一些支持药物：如维生素类，以维生素 C、维生素 E 为主，ATP、辅酶 A 等。

（二）中药

1. 温肾壮阳药：巴戟天、淫羊藿、仙茅、肉苁蓉、补骨脂、鹿茸、鹿角、鹿角胶、杜仲、续断、紫河车、附子、肉桂等。

2. 滋阴补肾药：熟地、枸杞子、何首乌、龟板、鳖甲、女贞子、五味子、覆盆子、阿胶、桑葚子、麦冬等。

3. 养心安神药：酸枣仁、柏子仁、夜交藤、朱砂、琥珀、茯神等。

4. 健脾益气药：人参、黄芪、白术、山药、党参等。

5. 滋阴清热药：黄柏、生地、丹皮、知母等。

6. 清热利湿药：栀子、龙胆草、黄芩、黄连、鱼腥草、车前子、萆薢、薏苡仁、泽泻、木通、茯苓等。

7. 理气解郁药：紫胡、香附、陈皮、青皮、枳壳、郁金、木瓜、元胡、乌药等。

8. 活血化瘀药：当归、川芎、芍药、桃仁、红花、丹参、三七、三棱、莪术、益母草、泽兰、乳香、没药、王不留行、路路通等。

四、气功疗法

（一）气功的概念

气功，简单的说就是修炼真气的功夫。

气功在目前较为流行，派别繁多，大致有两种：动功和静功。动功有传统的五禽戏、八段锦、太极拳，还有新创的大雁功、行步功、提肾功等。静功常见的有放松功、站桩功、静坐功、大周天功等。

（二）气功的作用特点及练功要领

1. 气功的作用特点：气功具有疏通经络、行气活血、培本固元的作用。现代研究还表明，气功还具有双向调节作用，能调节人体的呼吸功能、消化功能、心血管功能、神经及内分泌的功能。

气功的特点是整体疗法，它是通过调身、调息、调心的共同作用，达到强身保健，治疗疾病的目的。调身是指练功时要摆好体位，有利于呼吸通畅和诱导入静。调息是指对呼吸的调整，以腹式呼吸和深呼吸为主，以此扩大肺活量，促进气体交换和血液循环。调心是指练功者调整精神状态，使之入静。

2. 练功要领：正确的练功方法，可以少走弯路，收到事半功倍的效果。因此，必须注意以下几点：

（1）端正练功的态度：气功是要经过艰苦的长期锻炼才能达到强壮身体的目的，不要打一天鱼，晒两天网，今天练这家功，明天练那家功，这都是气功所忌讳的。

（2）要松静自然：指选择一个舒适的姿势，全身肌肉和精神放松，大脑无杂念，顺乎自然。

（3）要意气相随：意指大脑皮层的思维活动，气指人体的真气。要逐渐做到以意领气，使真气下注丹田，呼吸由快变慢，最后，意念可以引导真气循任督二脉或全身经络运行。

（4）练养结合：是指在练功与合理的休养有机地结合起来，不然功法就难以显效。如练功中出现疲劳，就应先休息几分钟，待体力恢复后再练。

3. 在练功前应做一些适当的准备工作。

（1）要注意环境选择，应选择周围安静、空气新鲜的地方练功。

（2）练功前要宽衣松带，有利于呼吸畅通、血流循环、肌肉放松。

（3）练功前不应有不良情绪，应心情舒畅。

（4）练功前不要进行剧烈的体力和脑力劳动。

（三）常用的几种性保健功法

将气功与性生活相结合，以达到养生保健的作用，可以说是我国首创。

1. 放松功

姿式：取站式，两脚分开与肩同宽，呈内八字形。双膝微屈，两臂慢慢抬起到胸前，手心向内，十指分开如握球状，不要用力，肩、肘、膝放松。

呼吸：采用自然呼吸法或用腹式呼吸法。吸气时注意身体要求放松的部位，呼气时默念"松"字。

意念放松：采自上而下的分段放松法，由头部→颈部→上肢、胸腹腰背→两大腿→两小腿→两足。每一个部位要念"松"2~3遍。

主治：阳痿、性欲减退、性神经衰弱、神经官能症等。

2. 铁裆功

功法如下：

（1）推腹分阴阳：取仰卧位。全身放松，呼吸调匀，两手相叠（左手在下），自剑突向耻骨联合推摩36次，两手向下推时，慢慢呼气，将真气送入丹田。然后两手掌自剑突下向腹两侧分推36次，向下推时也慢慢呼气。

（2）按揉：取仰卧位。两手相叠如前，在脐部先顺时针，后逆时针施揉各36次，自然呼吸。

（3）捻阴茎：取坐位。以两手食指、中指与拇指对称，在阴茎根部的两侧捏起精索，左右捻动各50次，全身放松。自然呼吸。

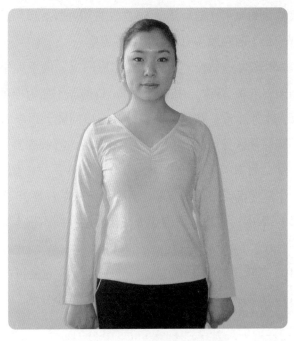

（4）揉睾丸：取坐位。以右手将阴囊、阴茎一同抓起，虎口朝前，阴茎与睾丸露出在虎口外面，将其根部紧握。先以左手掌心按在左睾丸上揉50次，然后换手以同样方法揉右侧睾丸50次。自然呼吸，意念集中在揉睾丸的那只手心里。

（5）搓顶睾丸：取坐位。以两手食、中指分别托住同侧睾丸下面，再以拇指按在上面，左右搓捻50次。然后再托住两侧睾丸，以拇指端将睾丸向腹股沟方面顶上去，再放下来，共3次。向上顶时慢慢吸气，放下时慢慢呼气。两腹股沟处有轻微撑胀感，压力不可太大。

（6）挂档：站位。两脚分开与肩同宽，准备好的小沙袋和纱布放在旁边，将纱布打一个活结备用，然后用一手将阴茎和阴囊一同抓起，将沙布带的活扣套的阴囊及阴茎根部扎住，松紧合适。阴毛留在外面，使扎扣下面的两条纱布同等长，然后将小沙袋放下，离地约 6 厘米，前后摆动 50 次，自然呼吸。以阴茎与睾丸充血，微酸胀，两腹股沟有轻微牵引感为度。

（7）捶睾丸：站位。两脚分开与肩同宽，两手捏空拳，交替捶打同侧睾丸各 25 次，用力要柔和，以酸胀不痛为准。

（8）捶肾通背：站位。两脚分开与肩同宽，以拳背交替捶击腰背部同侧肾区各 50 次。动作要柔和深透，呼吸要自然。然后两手握空拳，肩肘关节放松，以腰的力量带动手，一手以拳心捶胸部，一手以拳部同时捶击背部，肩胛骨下方左右各 25 次。

（9）滚棍：坐位。两脚穿平底桂。踏在圆木棍上，前后滚动 50 次。

（10）扭膝：两脚并立，将手掌按膝上，左右旋扭各 25 次。

（11）收功：两手自然放在大腿上面，静坐片刻，后搓搓脸和手，站起来，自由活动一下即可收功。

主治：不射精，早泄，阳痿等性功能障碍。

3. 运气功：在练此功前，需解大小便，喝杯温开水，以助运气。

姿式：自然盘膝坐式。两小腿交叉，足掌向后外方，臀部着垫。头颈躯干端正，臀部稍向后，以便于含胸。颈部肌肉放松，头微前倾，下额回收，两上肘自然下垂，以手握拳。本办法亦可采用单腿盘膝坐式，左腿蜷盘，脚心朝天，置右膝下，右脚平放，座下有棉垫，累时可左右换腿。

呼吸：静坐先自然呼吸 10 分钟，然后改用腹式呼吸，以脐部带动小腹起落。吸气时耸肩缩颈，如同用力顶物体。呼气时放松，待脐部热感明显后，用意念引气到尾骨后长强穴，随气将气提起如忍大便状，腹部凹陷，变成逆呼吸法，呼时腹部外凸，将肩部下放，吸气时腹部内凹，耸肩缩颈。如此连续 20 次，然后改用自然呼吸调整。

意念：心情舒畅，精神内守，排除杂念，全身放松，两眼微闭，回光内收，意念想脐部，但不可过于集中，应做到似有似无，绵绵若存状态。

收功：练运气结束时，意念引气下行至涌泉穴，自然呼吸平稳后，慢慢睁眼远视，旋腰左转 5 次，右转 5 次，伸腿屈膝 2 次，然后离坐散步。

主治：适用于滑精、早泄、阳痿、遗精、性神经衰弱等性功能障碍。

4. 提肛功：吸气时提缩肛门，呼气时放松肛门，一松一收为一次，每晚睡觉做 10~30 次，可治疗遗精。如果用于阴道过于宽松者，能对阴茎产生较强的紧束力。另外也可用于男子不射精症，具体做法是：限男上女下位或女上男下位性交姿势，性交时女有意识地上提收缩肛门，一张一弛，连续做 3~5 次。由于女在提缩肛门时，会阴部肌肉，包括阴道括约肌也同时收缩，加强了对阴茎的束缚力，此时男性可以加快抽送阴茎的频率，而达到刺激射精的目的。此法简单易行，但要坚持训练。

5. 壮阳固精法：搓涌泉：盘膝而坐，双手搓热后，手掌紧贴脚面，从趾跟处沿踝关节，到三阴交一线往返摩擦 20~30 次，然后两手分别搓涌穴 81 次。要意守涌泉，手势要有节奏感。

摩肾俞：两手掌贴于肾俞穴，中指正对命门穴，同时从上向下，从外向里作环状按摩共 30 次，要意守命门。

抖阴囊：后背靠实，取半仰卧姿式。一手扶阴茎，另一手食指、中指、无名指托住阴囊下部，上下抖动 100~200 次，换手再抖 100~200 次，要意守丹田，逐渐用力，练到一定基础后，改为单掌上下拍打阴囊 100~200 次。

疏任督：一手中指放在会阴穴，拇指放压耻骨联合上缘中点，然后用手摩擦睾丸、阴茎 100 次左右，换手再摩擦 100 次左右，要意守丹田，逐渐加力。

提阳根：一手掌面贴于丹田处，另一手握阴茎，向上下、左右各提拉 100 次，要放松意念部位，独立守神，清静思想。

壮神鞭：两手掌扶持阴茎（龟头外露），逐渐加力，来回搓动 100~200 次，不能憋气，如有性冲动，一手持阴器，另一手用食指、中指压住会阴穴，收腹提肛，去除欲想。待冲动完全消失后，向左侧卧休息片刻。

固精液：以上内容修练百日后，可接练固精液法。行房时略有排精感时，即暂停房事，收腹提肛，并用意念控制精液排出，待冲动缓解后，可继续进行或酌情停止房事。

主治：阳痿、早泄、遗精、滑精等性功能障碍。

五、按摩疗法

(一) 按摩的概念

按，即按压；摩，即摩擦。适当地对身体进行按压、摩擦，不仅对有些疾病有治疗作用，而且能有效地消除疲劳和烦恼，改善性功能，尤其对性功能障碍的自我调整方面作用更为突出。

(二) 按摩的作用及手法

按摩的作用主要是疏通经络、调和气血、增强体质、祛病延年。实验研究表明，适度的按摩可以清除衰老的上皮细胞，改善皮肤呼吸，有利于汗腺和皮脂腺分泌，增强皮肤光泽和弹性，可加快血液循环，促进肿胀挛缩消除。

常用的手法有：

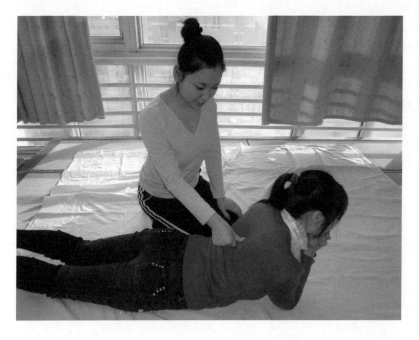

1. 按法：用拇指或指腹按压体表，称指按法；用单掌、双掌或双掌重叠按压体表，称掌按法。

2. 揉法：有掌揉和指揉两种。掌揉法即用手掌大鱼际或掌根固定于一定部位或穴位上。腕部放松，以肘部为支点，前臂作主动摆动，带动腕部作轻柔和缓的摆动，指揉法即用指腹吸定于一定的部位或穴位上，其他同掌揉法。

3. 摩法：分掌摩和指摩法，掌摩法是用掌面吸附于一定部位上，以腕关节为中心，连同前臂作节律性旋转运动；指摩法即用食、中、无名指面附于一部位。其余同掌摩法。

4. 推法：用指、掌或肘用力于一定部位作直线移动。

5. 拿法：用拇指和食指、中指，或拇指与其余四指相对用力，在一定部位或穴位上进行节律性提捏。

6. 挤法：两手拇指分放体表两个部位上，相对用力。

7. 搓法：用双手掌面挟住一定部位，相对用力作快速搓揉，同时上下反复移动。

8. 捻法：食指罗纹面捏住一定部位，两指相对作搓揉动作。

9. 点法：拇指点法即用拇指端点压体表，同样也可用食、中指端操作。

（三）常用的性保健按摩方法

1. 按摩穴位法：按照穴位配伍原则，根据经络穴位的生理功能与作用，辨证选穴，进行按摩，则能达到性保健和治疗性功能障碍的作用。常用的穴位有会阴、长强、关元、肾俞、命门、神阙、气海、天枢、百会、足三里、三阴交、涌泉等。常用的手法有推、拿、按、摩、点、击等。如按摩命门、肾俞穴可以暖肾固精、培补阳气，用两手掌摩涌泉穴，可以引虚火下降，益肾健身。

2. 摩击腰腹法：用双手掌放在同侧腰部，从上向下往返摩擦，以深层微热为原则，时间约 2 分钟，手勿用力向下按，以免摩破皮肤。

用四指罗纹面贴于小腹正中，然后由小向大摩动，以手不带动皮肤，又不离开皮肤为佳，以深层微热为原则，时间 3 分钟。

双手握拳，用四指盖住拇指，使拳掌侧成一个平面，然后左右手交替用拳掌平面与拳背平面击打小腹及腰部，力度应取适度为佳，过轻不起作用，过重则引起疼痛，每部位操作 100 次。

按摩腰部的补肾益精、健腰调肾、疏通经络的作用，按摩小腹有温补下元，益肾填精，健脾和胃之功。

3. 关元按摩法：用一拇指指端罗纹面置于关元（前正中线脐下三横指处），按下时吸气，呼气时还原。重复 5~7 次。

两脚分开比肩稍宽，自然放松而立，两手握拳置于两侧，咬牙、闭唇、用鼻呼气，左转腰，带动右手的食指、中指、无名指、小指的第二指骨的背部，轻敲关元，左拳拳背轻敲身后对应部位。还原时吸气，再呼气时，右转腰，两拳互换，同样相对轻敲关元和对应部位，整个过程为 1 次，重复 16 次。等熟练后，可渐加重敲击力量，以能承受为原则。应先轻后重，再转轻。

以一手小鱼际揉关元，顺、逆时针方向各 16 次。

两手掌摩擦至热，两掌趁热来回横擦关元各 16 次。以上每晚做 1 次，10 天为一个疗程。本法可以培肾固本、益肾填精。

4. 兜裹外肾法：外肾，即睾丸；兜裹，即用手掌包握。所兜裹外肾法，即是用自己的手包握按摩睾丸。

取坐位或仰卧位，先用右手握位两睾丸，使右侧睾丸位于手心，左侧睾丸位于拇指、食指、中指的罗纹面上，然后轻轻揉动，以不引起疼痛为原则，向左右各转动 30~50 次，然后换手，左手操作方法与右手相反。

再用一手拉紧阴囊，固定外肾，用另一手掌心靠大鱼际处放在睾丸上，然后轻轻擦动，以睾丸微热为度，然后换手操作。

本法具有促使精子生成，加速精子发育，促进睾丸血液循环，改善局部营养作用，是预防和治疗性冷淡、早泄、遗精、阳痿的重要方法。

5. 摩按尾闾：取坐位。用双手掌同时或交替于尾闾部位，上下往返摩擦，以深层微热为度，时间 3~5 分钟。本部位皮肤薄肉少，必要时可涂少许润滑油，以免擦破皮肤。

用双手食指掌面，按压肾俞、长强等穴，以局部酸胀感觉为佳，每穴按压 1 分钟。

摩按尾闾具有调经止带、温肾壮阳、滋补肾精作用，可预防和治疗性功能低下、遗精、阳痿、早泄、阴痛、阴干、月经不调、赤白带下等。

6. 头面部按摩法：包括漱咽、摩目、按耳、叩击、摩面。古代医家认为精、气、神是人的内三室，耳、目、口鼻为人的外三室。所以，通过按摩头面部，既外养形体，又内保精、气、神。

漱咽，即漱津，是将口中唾液鼓漱 36 次，分三口咽下，可以灌溉五脏。

摩目，又名拭目，即捏拭双眼的内外眦，共 14 次。

按耳，是用双手分别按摩双耳，以两耳发热为度。尤其是按摩子宫、交感、外生殖器、肝、肾、脾、心、内分泌等处，对改善性功能有很好的作用。

叩齿，每天清晨起床后，上下叩击牙齿，300 次左右。

擦面，双手从口部开始，向上至头部，再分别向两鬓及项后按摩，包括头皮毛发及颈部，再按回口部，如此反复数 10 遍。

六、针灸疗法

(一) 针灸的概念

针灸是针和灸的总称。针即针刺；灸即火烤，将艾绒点燃熏灼人体的一定部位或穴位。

(二) 针灸的作用和常用穴位

针灸主要有疏通经络、调和阴阳、通畅气血、扶正祛邪的功效。

针灸在预防和治疗性功能障碍时，主要是选取冲、任、督、足三阴经、足阳明经上的穴位。常用的穴位有关元、气海、中极、命门、肾俞、曲骨、会阴、血海、三阴交、足三里、天枢、阴陵泉、太溪等。治疗性功能障碍也可用穴位注射、耳穴贴压或耳针疗法。常用的耳穴有外生殖器、子宫、卵巢、内分泌、皮质下、

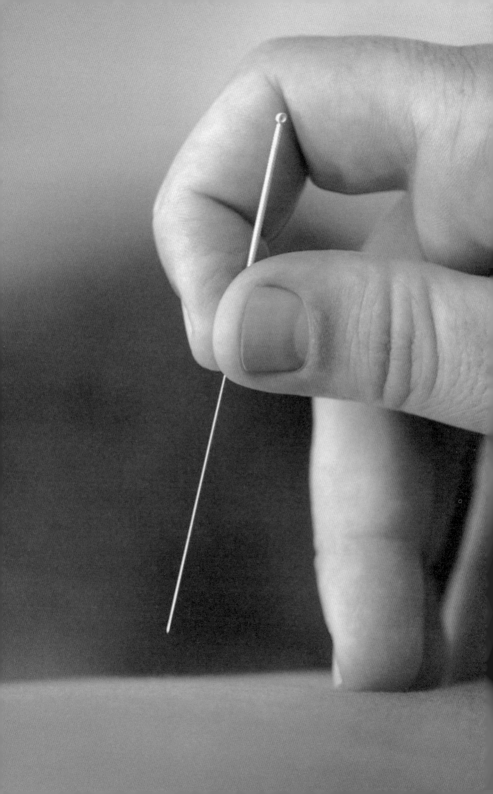

交感、肾、盆腔、肝、脾、心等穴。

（三）针灸与性保健

针灸有性保健作用，主要是因为它有调整人体气血阴阳、培本固元、扶正祛邪的作用。如长期针灸关元有强壮身体，防止性功能衰退的作用。

针灸的疗效不但和穴位的选择有关，还必须注意一定的操作方法。由于针灸的具有一定的危险性，要由专门的针灸医生进行，自己不要轻易操作。

七、饮食疗法

古人常说，药补不如食补。食补也应辨证，辨证食疗治疗男女性功能障碍收效较好，但应注意配伍有度。后面第七章有专门论述，这里不再赘述。

八、仪器疗法

各种器械的性功能增进器，可用于提高性反应和性快感。如用于男性的器械，包括套在阴茎上的装置，可增加对阴蒂和阴道内的刺激，增加肌肉扩张。真空泵可加大阴茎。阴茎环是套在阴茎根部和阴囊上部，由于金属片的片面有适度的持续电流，接触生殖器的湿润皮肤时，产生一种缓和的电流，对阴茎的勃起有一定效果。对于难射精者，可安装电动按摩器于阴茎背侧，使治疗头的振动作用于阴茎头，引起射精。治疗女性性功能障碍的器械研究尚处于初级阶段。临床上可见到用于治疗性高潮障碍的电振动器，治疗阴道痉挛的扩阴器。

第四章

男性性功能障碍

　　男性性功能障碍表现为阳痿，早泄、不射精、逆行射精、遗精、射精疼痛等现象，发生的原因是多方面的，一般来说，可分为精神心理和器质性两主面。

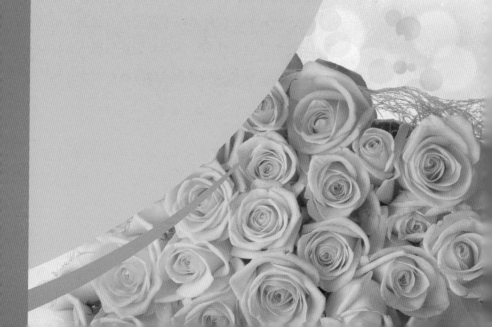

第一节 阳 痿

一、概念

阳痿是指在性生活时，男性阴茎不能勃起，或勃起不坚或坚而不久，不能完成正常性生活的一种疾病。

二、病因

阳痿的病因过去都认为90%是由于精神或心理因素所致，随着研究的深入，诊断技术的不断创新，发现有30%~50%的阳痿是器质性病变所致。现已证明阳痿与以下几方面有关：

（一）非器质性病变

即大脑皮层对性兴奋的抑制作用加强，和脊髓勃起中枢兴奋性减退，也就是所谓功能性原因，没有器质性病变存在，可能是长期手淫或纵欲过度，使神经系统经常处于过度兴奋状态，最终因兴奋过度而衰竭。也可能是有性病、体质衰弱或过度疲劳，是体力或脑力劳动所引起的身体衰弱或神经衰弱所致。另一种病因是出自精神因素。

（二）器质性原因

因老年、各器官系统疾病、药物影响或手术等所致的阳痿，这类患者即使在强力性刺激情况下阴茎都不能勃起。归纳起来器质性阳痿病因有：

1. 神经障碍。

2. 血运不足。

3. 内分泌障碍。如下视丘脑下垂体异常；甲状腺功能改变；皮质醇增多症；肾上腺功能不足；女性化肿瘤。

（三）其他器质性疾病

1. 药物影响：如胍乙啶、利血平、甲基多巴、动情激素等因素。

2. 各种手术并发症，如经会阴前列腺切除术、直肠癌根治术等，均可影响勃起的解剖学和生理学作用而造成阳痿。

3. 炎症病变：如前列腺炎、尿道炎等。

4. 外伤：如骨盆骨折、阴茎外伤等。

5. 泌尿生殖系统病变：如阴茎硬结症、包茎、精索静脉曲张、阴囊橡皮肿等都可能引起阳痿。

三、诊断和检查

由于阳痿的病因复杂，因此在诊治之前应以病史、神经内分泌学、血管外科学和心理学等多方面对此病作全面的分析和评估。

1. 精神性阳痿常与某一次精神创伤有关，所以常以突然发生为特点。而器质性阳痿常是逐渐发生的，且逐渐加重。但手术、外伤或服药引起的阳痿，也可突然发病。

2. 精神性阳痿在某些情况下能勃起，而在另一种情况下不能勃起，如有手淫或色情联想会勃起，而在想要性交时又不能勃起，有的在刚接触女性身体时能坚硬的勃起，但在企图插入阴道时又立即萎缩。器质性阳痿则无论什么情况下都不能勃起。

3. 精神性阳痿在夜间睡眠中或初醒时常有勃起，而器质性阳痿则没有。

四、西医治疗

(一) 心理治疗

心理治疗是各种阳痿的治疗基础。实际上阳痿患者主要是精神上痛苦、内疚、沮丧、缺乏信心、家庭失和、生活乏味等影响治疗效果。因此，对每一个患者及其配偶均应作细致耐心的性教育和心理治疗，要强调性功能障碍的感情因素。妻子应该想办法帮助、鼓励丈夫，使他树立信心，而不是责怪、埋怨、鄙视他。

患者因阳痿而精神上极为痛苦，作为医生应对患者有高度的耐心和同情心，得到患者的信任，有目的地解除患者的焦虑和烦恼。可指导患者用"性感集中训练法"，建立正确的性行为模式。以消除焦虑为主要目的心理疗法，成功率可达 60%~75%，是目前心理治疗中最有效的一种。

(二) 内分泌治疗

治疗原则是根据病因及主要病理生理变化进行选择，在治疗开始前，应对病情作全面评估。

阳痿的内分泌疗法已获得显著疗效，主要是由于了解到体内低睾固酮或睾固酮与动情激素的比值下降可表现为阳痿。

1. 性激素及促性腺激素：适用于下视丘及脑下垂体疾患、原发性性腺功能不全等。促性腺激素对更年期性腺功能减退引起的阳痿，效果较好。常用药物有：

甲基睾固酮：一日 3 次，口服。

丙酸睾固酮：每周 2 次，肌内注射。

促绒毛膜性腺激素：肌内注射，一周 1 次，连续 8 周，配合丙酸睾固酮，效果尤佳。

2. 肾上腺素皮质激素及甲状腺素：可分别对肾上腺皮质及甲状腺功能减退者有效。

3. 多巴胺增效剂或拟多巴胺类：对下视丘及脑下垂体疾患致高泌乳素血症者效果较好。5%~19%阳痿患者具有高泌乳素血症，常选用溴麦角环肽治疗。

4. 纠正代谢紊乱：如糖尿病酮症、代谢性酸中毒等，宜针对原发病进行病因性治疗。

5. 内分泌腺手术：如下视丘脑下垂体肿瘤、女性化肿瘤、甲状腺功能亢进的手术治疗。

（三）血管扩张药物治疗

1. 育亨宾碱：此药曾被广泛应用。一日 3 次，口服，持续 10 周，可用于原发性或继发性阳痿（神经衰弱或糖尿病）。

2. 溴隐亭：一日 2 次，口服。适用于脑下垂体疾病等所致高泌乳素血症阳痿患者。

3. 万艾可：此药为目前治疗阳痿最热门的药，对于 40%~60% 的器质性或精神性阳痿有效，但切忌自行服用，以上药物均需在医师指导下使用。

（四）辅助药物

1. 士的宁：口服，每日 1~2 次，或性交前 6、3、1 小时前各服一次。

2. 维生素 E：口服，每日 3 次。

3. 镇静药：三溴合剂、地西泮、苯巴比妥那等。

（五）外科治疗

器质性阳痿可以用手术治疗，在决定手术之前要经过详细的病史询问和检查。如确诊系器质性阳痿，可考虑手术治疗，手术分两类：

1. 血管再通手术。

2. 阴茎假体支撑疗法。

（六）电刺激疗法

男性会阴部电刺激测定器是一种类似心脏起搏器的装置，可以遥控或自动调控，以激发勃起。

五、中医治疗

（一）中医对阳痿的辨证施治

阳痿病通过中医辨证一般可分肾阳不足、心脾两虚、肝郁气结、湿热下注、心肾不交五个证型。

1. 肾阳不足

症状：阳痿不举、面色㿠白、精神萎靡、形寒肢冷、畏寒、腰膝酸软、小便频数、头晕耳鸣、舌淡胖而嫩、有齿痕、脉沉细尺弱。

治疗原则：温肾壮阳。

方药：右归丸加减（熟地 20 克、山茱萸 10 克、枸杞子 15 克、菟丝子 15 克、山药 30 克、肉桂 6 克、附子 10 克、巴戟天 10 克、淫羊藿 10 克、砂仁 6 克、鹿角胶 10 克烊化）。

加减：伴有阴虚者加麦冬、女贞子，脾阳虚者加黄芪、党参。

2. 心脾两虚

症状：阴茎不举或举而不坚、心悸健忘、失眠多梦、食欲不振、疲乏无力、腹胀便溏、面色萎黄或苍白、形体消瘦、舌淡苔薄白、脉细弱无力。

治疗原则：补益心脾、益气养血。

方药：归脾汤加减（党参 12 克、白术 10 克、茯神 10 克、桂元 15 克、黄芪 15 克、当归 10 克、酸枣仁 10 克、木香 5 克、仙灵脾 15 克、补骨脂 10 克、菟丝子 10 克）。

加减：纳呆者加麦芽、鸡内金；气滞者加柴胡、陈皮、血虚者加阿胶。

3. 肝气郁结

症状：阴茎萎软、性情急躁、心烦易怒、胁肋胀痛、胸闷善太息、舌苔薄白、脉弦。

治疗原则：舒肝解郁、理气行滞。

方药：逍遥散加减（当归 10 克、柴胡 9 克、白芍 15 克、白术 12 克、茯苓 10 克、香附 6 克、郁金 10 克、九香虫 6 克、枸杞子 10 克、菟丝子 10 克、远志 9 克、炙甘草 6 克）、合欢皮 20 克。

加减：气郁化火者加丹皮、栀子；气郁甚者加青皮、元胡。

4. 湿热下注

症状：阳事不举、少腹坠痛、遗精、阴囊潮湿瘙痒坠胀、口干而苦黏、小便赤热灼痛、舌红苔黄腻、脉弦滑或数。

治疗原则：清热利湿。

方药：龙胆泻肝汤加减（龙胆草 10 克、黄芩 10 克、车前子 10 克、泽泻 10 克、蛇床子 10 克、柴胡 6 克、黄柏 10 克、苦参 8 克、白花蛇舌草 20 克）。

加减：湿阻气机而致气郁者加郁金、香附；遗精者加五味子、莲子。

5. 心肾不交

症状：阳痿不举、遗精、虚烦少寐、心悸神疲、健忘失眠、大便干结、口舌、生疮、舌红少苔、脉细数。

治疗原则：滋阴养血、补心安神。

方药：天王补心丹加减（生地黄 12 克、人参 10 克、丹参 10

克、玄参 10 克、茯苓 10 克、五味子 10 克、桔梗 10 克、当归 15 克、天冬 15 克、麦冬 12 克、酸枣仁 9 克、柏子仁 9 克、女贞子 10 克、菟丝子 10 克）。

加减：心火偏亢者加清心莲子饮；火盛者加大补阴丸。

（三）单方、验方

1. 肉苁蓉、五味子各 1 克；蛇床子、菟丝子、枳实各 1.5 克；捣筛，酒服，每日 3 次。

2. 炒韭子、仙灵脾各 15 克。水煎服，每日 1 剂。

3. 淫羊藿、五味子各等份。水煎服，专治阳痿。

4. 海参 30 克、鹿肾 30 克。用白水炖煮，每日 1 剂。

5. 紫梢花 10 克、生龙骨 60 克、麝香 1 克，研末冲服。

6. 蜂房烧存性，研为细末，每次服 6 克，每日 3 次，温开水冲服。

7. 取蚕蛾 25 克，文火焙干并研细末，每晚吞服。

8. 淫羊藿、仙茅、沙苑子、枸杞子、生薏米各 30 克，羊肾 1 对。将羊肾用开水烫硬，但不可熟，剥去外皮，晒干研碎，与上药合用，练蜜为丸，如豌豆大小即可服用。每次 9 克，早晚各服一次。

9. 灸黑附子 6 克、蛇床子、淫羊藿各 15 克，益智仁 10 克，甘草 6 克。炼蜜为丸，早晚各服 1 次。

10. 蜀椒、细辛、肉苁蓉各等分，捣筛，放于狗胆中，悬所居屋上 30 天，用时以之摩抚阴茎。

11. 蛇床子煎浓汤，浸洗生殖器，每日 2~3 次，每次 20 分钟为宜。

12. 大葱白（带须）3~5 根，洗净后捣烂，炒热后，用薄白棉布包好，热敷于关元、中极穴处。注意不要过烫，以不损伤皮肤为宜，每日 1 次。

六、其他疗法

(一) 按摩疗法

按摩治疗本病是以区域、穴位、灵点按摩三者互相结合为原则。常用的按摩疗法有：

1. 摩击腰腹。

2. 兜裹外肾。

3. 摩擦尾闾。

4. 按摩双耳。

以上疗法的具体操作详见第三章按摩疗法。

(二) 气功疗法

利用气功治疗本病，可选用以下几种功法：

1. 铁裆功。

2. 放松功。

3. 运气功

4. 壮阳固精功。

以上功法的具体操作详见第三章气功疗法。

(三) 针灸疗法

1. 体针选命门、肾俞、石门、关元、中极、足三里、阳陵泉、三阴交。每次选 3~5 个穴位，隔日针 1 次，10 次为一个疗程。同时可灸气海，中极、志室。

2. 耳针可取肾、皮质下、交感、内分泌、外生殖器、睾丸、神门穴。每次选 2~4 个穴位，隔日 1 次，10 次为一个疗程。也可采用穴位按压的方法，将王不留行或白芥子用 0.5 平方厘米的橡皮膏固定于选用的穴位上，嘱患者每天自己按摩贴有药籽的耳穴10余次，每次按压 5~10 分钟，按压至稍有痛觉为宜。隔 1~2 天在另一侧耳朵相同的穴位上换药，两耳交替压药籽。

（四）饮食疗法

参见第七章。

七　小结

1. 消除心理因素。要充分认识到精神因素对性功能的影响。妻子要正确对待阳痿，不能简单地把它看作是见不得人的事而厌恶和恐惧；不能因为一两次性生活的失败或不和谐而感到沮丧或担忧，对性生活缺乏信心；夫妻双方要增加感情交流，交流心理体会，消除不和谐因素，默契配合，妻子应更加关怀、爱抚、鼓励丈夫，消除心理隔阂，尽量避免不满情绪流露，避免给丈夫造成精神压力；性生活时夫妻二人思想要集中，特别是要达到性高潮时，一定不要想失败的后果，要思想高度集中。

2. 适当控制性生活频率。若阳痿是由于长期房事过度，或沉浸于色情影像，或频繁手淫导致精神疲乏，当属禁忌之列。实践证明，夫妻分床，停止性生活一段时间，避免各种类型的性刺激，让中枢神经和性器官得到充分休息，的确是防治阳痿的有效措施。

3. 注意饮食调理。丈夫多吃一些壮阳的食物，如狗肉、羊肉、羊肾等，动物内脏因为含有大量的性激素和肾上腺皮质激素，能增强精子活力，提高性欲，此外含锌食物，含精氨酸食物都有助于提高性功能，预防阳痿问题。预防阳痿不必忌口，避免处处设防，增加心理负担，同时也避免营养缺乏，身体虚弱。

4. 提高自身免疫力。身体虚弱，过度疲劳，睡眠不足，紧张持久的脑力劳动，都是导致阳痿发病的因素，在日常生活中应当积极从事体育锻炼，增强体质，并且注意休息，防止过度劳累，要劳逸结合，调整中枢神经系统的功能失衡。

5. 戒除不良习惯。长期吸烟会阻碍血液流入身体外周，影响阴茎的血液循环，影响性反应的产生，从而引起阳痿。国外研究者指出，导致血液循环不良而造成阳痿的因素有吸烟、糖尿病、高胆固醇和高压，而以吸烟为重。酒是一种性腺毒素，饮酒过多或嗜酒可使性腺中毒，男子表现为血中睾酮降低，70%~80%的人出现阳痿或不育。

6. 在医生指导下谨慎用药。中医对阳痿的防治，强调辨证施治，依照各种不同的体质类型对证下药，不是单纯使用壮阳药物。盲目滥用壮阳剂，未必能提高性功能，反而导致其他疾病。到目前为止，西药还没有治疗阳痿的特效药，却有不少药物可以导致阳痿。

第二节 早 泄

一、概念

对于早泄的确切解释目前尚不统一。但多数专家认为，在性交时，男子勃起的阴茎未插入女子阴道之前，或正当进入时，或刚进入后，便已射精，阴茎随之软缩，使性交不能继续下去而中止，称之为早泄。

早泄在男性性功能障碍中发病比例占第二位。在对上海地区1000名男性进行调查中，发现有不同程度早泄症状者占35%，并常与阳痿并存，据统计在万余名阳痿患者中，早泄者占82%。

二、病因

早泄发生的原因是多方面的。一般说来，可分为精神心理和器质性两方面。有时两者兼而有之。

（一）精神因素

1. 婚前性行为和手淫导致匆忙射精。

2. 婚后纵欲过度，使射精中枢长期处于紧张兴奋状态，最终导致功能紊乱，一遇到刺激就发生射精，长此以往，大脑皮层就形成了快速射精的条件反射，

3. 有的人面对性行为有一种神秘和紧张恐惧心理，性反应极为敏感，阴茎勃起后与女性一接触，稍受刺激就达到高潮而射精。

4. 有的男性有自卑感，过多地为在性生活中不能满足女而焦虑，早泄又可引起焦虑，反过来使焦虑加重等。

（二）器质性因素

1. 沁尿生殖系统感染，如尿道炎、前列腺炎、精囊炎等导致精阜充血，受到刺激而提早射精。

2. 早泄者的阴茎海绵体肌的反射比非早泄者快。可能由于血中睾酮含量高，使射精中枢兴奋性增高，阈值下降，射精中枢容易兴奋而过早射精。

3. 阴茎包皮带过短，在阴茎勃起过程中，过短的包皮系带牵扯阴茎头冠，障碍阴茎勃起，形成一种限制性刺激，使性兴奋降低。

4. 脊髓或脊神经病变等。

三、分类

根据早泄的一般表现可分为：

（一）习惯性早泄

　　表现为性欲旺盛，阴茎勃起有力，性交愿望迫切，但届时表现出心有余而力不足，一触即泄，难以自控。这种情况多见于 40 岁以下的青年或中年人。

（二）老年性早泄

　　随着年龄的增长，性功能日趋减弱，这种衰退是自然性的。我国的男性在 45 岁以后出现这种情况较多，无论从性欲上，还是从阴茎勃起程度上都显出了不足，并出现早泄。

（三）处境性早泄

　　指在身体或精神应付突然变故的情况下，性交时出现早泄。

　　另外，根据发病原因和发病时间有可分为：精神性和器质性早泄、原发性和继发性早泄。

四、诊断

　　早泄通过询问病史，根据定义就可诊断，不需进行体格检查。但如果以往功能正常，最近突然出现早泄，又无足以引起极度焦虑的事情发生，则应去泌尿科检查，以排除泌尿生殖系统病变。

五、治疗

（一）心理治疗

　　1. 性教育，学习性知识，了解男女性兴奋的共通性及各自特点：揭开对性生活的神秘感，以消除恐惧、紧张、焦虑和压抑的情绪。

　　2. 增强意念控制，加强提高性兴奋过程的控制能力，提高自我主宰的能力。

3. 夫妻间感情配合。

（二）性行为疗法

1. 止射法。

2. 牵拉阴囊，用手向下牵拉阴囊和睾丸，可降低性兴奋性而延迟射精。

3. 提高阈值：用手刺激阴茎到快射精的程度，然后停止刺激，直到兴奋高潮减退。再刺激阴茎，如此反复进行，直到男性能耐受最大量的刺激而不射精。

4. 挤捏及动静结合法：丈夫仰卧或斜靠在床上，妻子对面而坐，通过手引起阴茎勃起。丈夫注意力集中在阴茎感觉上，当刺激持续一定时间，感到快要射精时，妻子拇指按在阴茎包皮系带处，食、中二指放在对侧阴茎头冠状位，挤压 4 秒钟，然后突然放松，射精即被抑制。稍停片刻，再重复上述动作，每日做 4~5次，直到勃起达 20 分钟或以上不射精为止。

改用进入阴道的方法，有射精感觉时即抽出用挤捏法抑制。此时宜采用男性仰卧，女性双腿屈曲分开骑跨姿势，刺激阴茎勃起，由女性轻轻将其插入阴道。双方不作任何动作，使阴茎留在阴道内，直到有射精开始的感觉，移动身躯使阴茎脱出，采用挤捏法，等射精感觉消失后，再进行锻炼到在阴道持续不射精后，再转入下一阶段。

女性开始抽动身躯。开始抽动应徐缓，渐渐加快，幅度增大，待有射精感觉即停止，待射精反射消失后再抽动，这种动静结合可尽量推迟射精发生。

（三）脱敏疗法

脱敏疗法治疗早泄，主要是根据早泄的发生，是由于阴茎对刺激的过度敏感，现在反复应用强烈的刺激使其刺激产生适应性，即脱敏。也就是我们常说的"以毒攻毒"的一种延伸。我国医师陈凯研究所得的具体步骤摘录如下：

第一步：拍打阴茎，左手手掌紧托阴茎头，右手手掌有节奏的拍打，开始拍打 100 次，以后每天增加 50~100 次。

第二步：用冷水浸泡阴茎头部及冠状沟周围 5 分钟。

第三步：改用热水浸泡 5 分钟，从 35℃开始，每天增加半度，直至 42℃，以后维持在 42℃。

第四步：用适量石蜡油涂于阴茎头及冠状沟周围，然后用手指上下左右摩擦阴茎头及冠状沟，开始摩擦 100 次，以后每天增加 50~100 次，每次以不射精为原则。

第五步：抽动阴茎（自慰），开始 100 次，以后每天增加 50~100 次，以不射精为原则。上述步骤每天进行 1 次，15 次为一疗程，要认真坚持至少一个疗程以上。

(四) 药物治疗

目前使用西药治疗主要分三个方面：

1. 镇静剂，如苯巴比妥，每日 3 次；盐酸异丙嗪，每日 3 次；地西泮，睡前服；三溴片，每日 3 次。

2. 神经调节剂，如谷维素 20 毫克，每日 3 次；复合维生素 B 每次 2 片，每日 3 次。

3. 外治法，为了降低阴茎头的末梢神经兴奋性，提高阈值，可在阴茎头及包皮系带处除含麻醉剂的软膏，如 1%~2%利多卡因或潘托卡因软膏，或 0.1%~0.2%的沙夫卡因软膏，或性交时戴上双层安全套。

六、中医治疗

(一) 中医对早泄的认识

中医认为精液的藏泄，是与心、肝、肾三脏功能失调有关。倘若心火过旺，肾内相火炽烈，二火相交，致使精关不固，因而发生早泄或滑精。或者情志不遂，肝郁气滞，疏泄失常，约束无能，因而导致过早泄精；或纵欲精竭，阳亏火旺，精室受约，致使固守无权。或少年时犯手淫，过早婚育，戕杀太过，以致肾气虚衰，封藏失固，致使精泄过早。

(二) 辨证施治

1. 阴虚火旺

症状：性欲亢盛，交媾迫切，但时限甚短，甚至一触即泄，常伴有遗精、腰膝酸软、头晕耳鸣、潮热盗汗、五心烦躁、虚烦不寐、小便色黄、舌红少津、脉细数。

治疗原则：滋阴降火、固精止泄。

方药：知柏地黄汤加减（知母10克、黄柏10克。生地15克、山药15克、山萸肉9克、丹皮9克、泽泻6克、枸杞子10克、沙苑蒺藜6克、金樱子9克、牡蛎10克）。

加减：阴虚盛者加玄参、炙首乌；腰痛加杜仲、续断、狗脊。

2. 肾气不固

症状：性欲多有减退、性交愿望不强、勃起不坚、性交乏力而泄、常伴遗精、精液清冷质稀、腰膝酸软、精神萎靡不振、畏寒肢冷、小便清长频数、夜尿多、余沥不尽、舌淡胖大而嫩、脉沉细弱、尺部尤甚。

治疗原则：温肾壮阳、固精止泄。

方药：金匮肾气丸加减（制附子9克、肉桂6克、山药15克、山茱萸10克、熟地15克、茯苓6克、泽泻6克、五味子6克、金樱子10克、芡实10、益智仁10克）。

加减：阳虚甚者加仙茅、仙灵脾、巴戟天；小腹冷痛者加小茴香，葫芦巴；腰痛者加续断、桑寄生。

3. 心脾两虚

症状：性欲淡漠、早泄、心悸、失眠、多梦、健忘、饮食不香、纳呆、面色萎黄或苍白、疲倦乏力、大便溏稀、舌淡苔薄白、脉细。

治疗原则：补益心脾、养血止泄。

方药：归脾汤加减（党参12克、黄芪15克、白术10克、茯苓9克、桂圆肉9克、酸枣仁10克、当归6克、莲子10克、芡实10克、牡蛎12克）。

加减：饮食不香者加鸡内金，炒麦芽；血虚甚者加阿胶，熟地。

4. 肝郁气滞

症状：早泄、两胁胀满、胸闷善太息、烦躁易怒，或郁郁寡欲、情绪不稳定、口苦而干、舌淡红苔薄白、脉弦细。

治疗原则：疏肝解郁、行气止泄。

方药：逍遥散加减（当归12克、白芍15克、柴胡12克、白术10克、郁金10克、枳壳12克、龙骨10克、牡蛎10克、五味子6克、甘草5克、合欢皮20克、麦芽20克）。

加减：郁久化热者加丹皮、栀子；气滞血瘀者加川芎，芍药；气郁甚者加香附，元胡。

（三）单方、验方

1. 五味子10克、巴戟天10克、酸枣仁10克。水煎服。

3. 五倍子 20 克煎汤，趁热熏蒸阴部数分钟，待药液变温后外洗龟头，每晚 1 次，10 日为一疗程。

4. 大蚂蚁或蚂蚁蛋焙干研粉内服，每次 6 克；或将大蚂蚁、蚂蚁卵 150 克，白酒 500 毫升，泡 7 天，每次服 10 毫升，每日 2 次。

（四）中药外治法

1. 五倍子 20 克煎汤、性交前外洗阴茎及阴部。

2. 五倍子 20 克、枯矾 20 克，煎液浸洗龟头。

半个月。使用时，以此浸出液涂擦阴茎的龟头部位，过 1.5~3 分钟即可行房事。

3. 蛇床子 10 克、细辛 10 克、菊花 5 克、石榴皮 10 克。水煎，冷后于性交前洗泡阴部。

七、其他疗法

（一）按摩疗法

1. 穴位按摩：可用推、拿、按、摩、揉等手法按摩关元、命门、肾俞、三阴交、涌泉等穴位。

2. 兜裹外肾法。

3. 按摩尾闾。

4. 按摩双耳。

（以上按摩的具体操作方法见第三章按摩疗法）

5. 摸法。操作步骤如下：

功前准备：宽衣解带，全身放松；轻轻叩齿 36 次、搅舌 36 次；分 3 次吞津，以意送至丹田；用手指梳头 24 次；双掌搓热，干洗面 36 次，然后开始练功。

　　左脚向前迈一大步，使两腿前弓，后腿绷，两臂自然下垂，肘微屈，手心向上，指尖向前，手高略低于脐。

　　吸气时，意想清气从足心经大腿内侧后缘上升至腰、腹、两肾，随着吸气左腿伸直，右腿微弯，重心移至右腿，左足尖微上翘，同时双手由左至右收回，手至右下腹时吸气尽。

　　随呼气默念"吹"字，暗示浊气尽出，清气降至涌泉，同时双手向左前摸出，意守掌心劳宫穴，手指微微上翘，使有气感，再屈左腿，伸左腿，重心前移左腿上，至呼气尽还原成预备式。

　　如此反复5~10次。

（二）气功疗法（见第三章气功疗法）

　　1. 铁裆功。

　　2. 运气功。见第三章气功疗法。

　　3. 壮阳固精功。见第三章气功疗法。

（三）针灸疗法

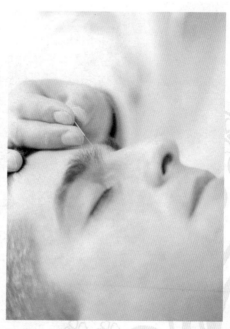

　　1. 选肾俞、志室、命门、夹脊、太溪、三阴交、太冲、关元、大赫、气海等穴。根据辨证，每次选3~5个穴，针灸并用，隔日1次。10次为一个疗程。

　　2. 耳针。取肾、心、肝、皮质下、内分泌、外生殖、精宫等穴。每次选2~4个穴，中度刺激，隔日1次，10次为一疗程。也可采用穴位按压，操作

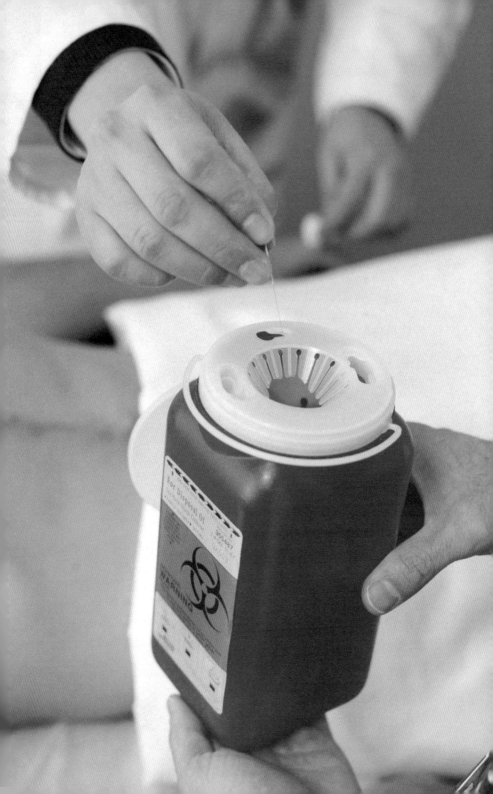

方法同阳痿。

3. 穴位封闭疗法。取穴：组：肾俞、气海。组：关元、小肠俞。组：中极、膀胱俞。每天取一组穴位，用当归注射液 2 毫升，0.5%普鲁卡因加至 10 毫升，分注于穴位，进针得气后，等针感传向阴部时将药徐徐推入。隔日 1 次，10 次为一疗程。

（四）饮食疗法

参见第七章。

八、预防及护理

1. 正确认识和对待性生活。夫妻双方都学习性科普知识，认识早泄的含义，防止将正常情况误解为早泄。若偶然出现了早泄者，夫妻双方也不要着急，女性要安慰男性，帮助男性消除顾虑和紧张情绪。如果确诊为早泄也不要有太多思想包袱，妻子应关心、体贴，鼓励丈夫树立自信心、解除焦虑、紧张、匆忙、自卑等不良情绪。夫妻两人要树立信心，配合治疗。

2. 性生活前的情绪正常与否，对射精快慢有很大影响。若丈夫情绪激动或十分紧张，常常会导致早泄。同时性交动作幅度若过大，增强刺激强度，常加速射精，也会导致早泄，所以要夫妻双方要协调合作。

3. 房事频率不宜过高，不可纵欲过度，避免手淫，有利于防治早泄。进行适当的文体活动，如听音乐，锻炼身体，调节情操，增强体质，有助于防治早泄。

4. 戒烟、戒酒，避免辛辣刺激。多食海鲜、豆制品、鱼虾等助阳填精食品，增强体质，减少早泄的发生。

第三节　不射精

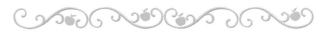

一、概念

不射精是指有正常性欲，在性交时阴茎能正常勃起，正常性交，但在正常性刺激下，不能将精液射入女性阴道内。不射精一是直接造成不育；二是长时间性交不射精，使患者无性高潮，阴茎处长时间勃起状态，胀痛不适，阴囊及睾丸疼痛不舒，同时还伴有心情懊恼，心烦意乱，眩晕乏力等症状，长此下去，还会影响到夫妻感情和家庭的安定。

二、病因

不射精按发病原因可分为功能性和器质性两类。

1. 功能性不射精占 90% 左右，常见原因有：

（1）性知识缺乏。

（2）精神因素。

（3）长期频繁手淫，习惯强刺激才能射精。

（4）房事过度，导致射精中枢疲劳，最后发展到功能紊乱、衰竭而不能射精。

（5）继发性不射精的心理因素常由夫妻关系不和、存在矛盾所致。

2. 器质性不射精较少见也不易治愈。发病原因主要有：

（1）泌尿、神经系统病变：如泌尿生殖系统的先天缺损或后天损伤，造成射精过程或精液通道畸形。脊髓损伤、腰交感神经节切除术后遗症。

（2）药物性原因：服用影响交感神经张力的药物，如胍乙啶、吩类药物等。

三、分类

不射精症有原发性和继发性两种，每一种又有绝对性和选择性两种情况，原发性不射精是指从未能在配偶阴道内射精；继发性不射精指以往有正常的性交射精史，后又丧失了这一能力。原发性绝对不射精是指无论是性交或手淫时，从未有过知觉性射精动作；原发性选择性不射精是指在手淫时可以射精，但在女性的阴道内不能射精；继发性绝对不射精指患者通常曾受过与射精有关的心理上创伤，使患者一想到要射精，就感到愤怒、恐怖和焦虑。继发性选择性不射精是指鉴于害怕怀孕，或夫妻感情不合，或女性不喜欢男性在阴道内射精，而采取体外射精等，日久而成。

四、诊断

不射精只需通过详细询问病史和病情，即可诊断，不需要进行体格检查。

在诊断本病时，需注意和逆行射精相区别。两者的相似之处在于性交时都无精液射入女性阴道，但逆行射精有性兴奋高潮，有射精的自我感知，只是由于生理上变异或缺陷，精子逆行射入膀胱，在性交后尿中可检查出精子，而不射精症者没有这种情况。不射精患者多伴有遗精，而逆行射精者没有这种情况。

五、治疗

(一) 性教育

对那些缺乏性知识的患者，应该使男女双方充分了解性器官的解剖生理和性反应过程，消除性愚昧、性偏见。了解性生活的姿势和方法，使之能接受更多的刺激。

(二) 心理治疗

消除各种精神因素，解除焦虑、急躁、敌视等不良情绪。夫妻双方在性生活时要密切配合，逐步建立起正常的性反射。

(三) 性行为治疗

性行为涉及夫妻双方，要指导女性起主导作用，消除双方敌视、不信任情绪，互相合作，密切配合。如：

1. 女性用手托男性阴囊和睾丸，推并向耻骨联合方向，可以促使性高潮到来而射精。

2. 女性用手快速拨弄男性阴茎，当男性感到快要射精时，女性快速将阴茎插入阴道，即可获得成功。

(四) 性感集中疗法

步骤：

1. 最初禁止阴道性交，互相用手淫达到性高潮，以解除男性要在阴道内射精的压力。

2. 夫妻进行性交前的爱抚，先是一般身体的抚摸，引起双方性兴奋，爱抚一定要充分，在丈夫指导下，妻子要使丈夫得到满意的刺激，使用手、嘴刺激务必使丈夫能够感到十分惬意。

3. 然后刺激转移到生殖器部位，直到丈夫感到性高潮即将来临，射精已不可避免，妻子迅速将阴茎插入阴道。妻子取下蹲或骑跨在丈夫上面。这个过程进行多次之后，心理障碍即被打破，随后可以由丈夫自行将阴茎插入阴道。如顺利进行，多次之后一般就能恢复正常性交。

（五）病因西医治疗

器质性不射精的治疗，首先要治疗原发病，排除致病因素。如由于胸腰段交感神经损伤所致的不射精，可在性交前一小时口服麻黄素 50~75 毫克。但高血压、冠心病、甲状腺功能亢进患者忌用。凡药物引起的不射精，停药即可恢复。

六、中医治疗

（一）中医对不射精的认识

不射精，在中医属于强中、阳强不倒、阴纵、筋疝的范畴。中医根据辨证施治的原则，可分为阴虚火旺、肾阳不足、肝郁化火、心脾两虚、瘀血阻滞五型。

（二）辨证施治

1. 阴虚火旺

症状：性欲亢进、久交不能射精、性情急躁、心烦少寐、常伴梦遗失精、两腿酸软、手足心热、口干咽干、舌红、脉弱细数。

治疗原则：滋阴降火。

方药：知柏地黄丸加减（熟地 15 克、山药 12 克、山萸萸 10 克、丹皮 9 克、知母 10 克、黄柏 10 克、茯苓 9 克、麦冬 10 克、女贞子 10 克、天冬 10 克、菟丝子 10 克）。

加减：腰痛者加川断、桑寄生。

2. 肾阳不足

症状：不射精、性欲减退、腰酸膝软、畏寒肢冷、精神萎靡、小便清长、面色晦暗、舌淡苔白、脉沉弱、尺部尤甚。

治疗原则：温肾壮阳。

方药：金匮肾气丸加减（附子10克、肉桂6克、熟地15克、山茱萸10克、山药10克、丹皮6克、泽泻10克、茯苓10克、仙灵脾10克、菟丝子6克、肉苁蓉10克，海马10克、枸杞20克）。

加减：兼脾阳虚者加黄耆、白术；腰痛者加川断、狗脊。

3. 肝郁化火

症状：不射精、性情急躁、心烦易怒、失眠多梦、口干口苦、口舌生疮、舌红苔黄、脉沉细数。

治疗原则：疏肝泄火。

方药：丹栀逍遥饮加减（生地12克、当归10克、白芍12克、甘草3克、丹皮10克、栀子10克、龙胆草10克、酸枣仁10克、柴胡9克、远志6克、陈皮3克、茯苓9克）。

加减：心火亢者加黄连；气滞血瘀者加丹参、赤芍。

4. 心脾两虚

症状：性交时不能射精、食少纳呆、大便溏稀、心悸失眠、健忘、神情疲惫、面色苍白或萎黄、唇淡白、舌淡茹薄白、脉细弱。

治疗原则：补益心脾、补肾益精。

方药：归脾汤加减（黄芪15克、党参10克、白术10克、阿胶10克、龙眼肉10克、茯神10克、木香6克、陈皮6克、巴戟12克、菟丝子10克）。

加减：心血虚者加首乌、熟地；纳呆者加鸡内金、麦芽；健忘者加益智仁。

5. 瘀血阻滞

症状：阴茎痛而不能射精、舌有瘀点或瘀斑、脉弦涩。

治疗原则：活血化瘀。

方药：少腹逐瘀汤加减（赤芍 12 克、蒲黄 15 克、五灵脂 12 克、当归 15 克、延胡索 12 克、路路通 10 克、桃仁 10 克、木香 6 克、柴胡 6 克、桔梗 5 克、王不留行 10 克、韭菜子 10 克、牛膝 10 克）。

加减：痛甚者加元胡。

（三）单方、验方

1. 怀牛膝 30 克，水煎服。

2. 阳起石 90 克，大枣 300 克。水煎服，3 日服完。

3. 熟地 15 克、枸杞子 15 克、覆盆子 15 克、桑葚子 15 克、菟丝子 15 克、山茱萸 10 克、五味子 10 克。水煎服。

4. 肉苁蓉 20 克、淫羊藿 15 克、肉桂 3 克。水煎，2 次分服。

（四）中药外治法

1. 睡前用麝香 0.3 克敷贴丹田穴，以通关窍。

2. 芒硝敷劳宫穴：于同房前取碎芒硝一小撮，握两手撑心劳宫穴处相互搓擦。此法用于阳虚火旺者。

七、其他疗法

（一）按摩疗法（见第三章按摩疗法）

1. 穴位按摩。

2. 按摩双耳。

（二）气功疗法（见第三章按摩疗法）

气功疗法治疗本病，可选用运气功。

（三）针灸疗法

1. 体针

针刺风池（双）、风府、肾俞（双）、命门、中极穴，平补平泻，隔日一次，五次为一个疗程。

针刺神门（双）、太冲（双，泻法）、关元、中极、气海、水道、三阴交穴，每日一次。

2. 耳针：可选交感、精宫、性生殖器、内分泌。也可用耳压操作方法参见阳痿部分。

3. 针灸并用：灸大敦，每日1次，针刺行间、曲骨，隔两日1次。

（四）饮食疗法

参见第七章。

（五）仪器疗法

使用电动按摩器按摩龟头部，诱发射精，成功后可建立条件反射。

第四节　逆行射精

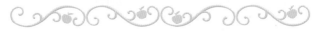

一、概念

逆行射精是指在性交时能达到性欲高潮，也有射精的动作和射精的感觉，但精液不能向前经尿道口射入女性阴道内，而相反逆向射入男性自己的膀胱。

二、病因

逆行射精的主要原因是由于局部解剖异常所致，少部分由神经支配异常所致。

（一）局部解剖异常

如先天性尿道瓣膜闭合不全、严重尿道狭窄、前列腺摘除术、膀胱颈手术等，造成尿道内口正常解剖生理受损所致。

（二）神经支配异常

如双侧腰交感神经切除术、前神经切除术、糖尿病性神经营养障碍、脊髓损伤、盆腔广泛切除术后损伤盆神经，以及应用交感神经阻断药物（如胍乙啶）等。

三、诊断

此类患者可能因两种情况前来就诊：一种是因性交时无精液射出或精液很少；另一种是不能生育。此时医生可通过询问病史，如果患者在性交时，会阴部肌肉和阴茎出现有节律性的不自主的收缩，有性欲高潮，应疑有本病。此时医生可进一步检查，嘱患者手淫，当情欲达到高潮后，取膀胱尿道镜检查，如发现有大量精子，即可确定。

四、西医治疗

（一）病因治疗

盐酸麻黄碱 25~50 毫克，在性交前半小时至 1 小时口服，可治疗早期神经源性逆行射精。因药物所致者，停药后射精即可恢复正常。糖尿病引起的逆行射精的患者，应积极治好糖尿病。

（二）手术治疗

使用膀胱颈缝缩手术或膀胱颈再造手术，治疗逆行射精，可取得一定效果。

五、中医治疗

（一）中医对逆行射精的认识

中医认为逆行射精与肺、脾、肾虚衰及经络受损有关。肺虚则通调失职，脾虚则固摄无力，肾虚则膀胱不约，因而导致精液倒流。或因手术损伤、脉络不和、宗筋弛纵不束、膀胱关闭不利，而致精液逆流。

（二）中医对逆行射精的认识

1. 肺脾肾虚损

症状：性交时有快感，而无精液射出或射精甚少，头晕目眩，腰膝酸软，食少纳呆，腹胀，气短无力、口干舌燥、小便频数或失禁、舌红苔少、脉沉细或细数。

治疗原则：滋阴润肺、补脾益肾。

方药：黑地黄圆加减（熟地 15 克、山茱萸 9 克、茯苓 10 克、泽泻 10 克、党参 10 克、白术 10 克、五味子 5 克、黄芪 10 克、桔梗 5 克、升麻 3 克、炙甘草 5 克）。

加减：肺阴虚甚者加天冬、沙参；肾虚甚者加菟丝子、枸杞子等。

2. 经络损伤

症状：性交时有快感但无精液射出或射出甚少，腰腿萎软无力、下肢麻木、小便频繁，或遗尿不禁，或小便点滴不出、苔白、脉缓。

治疗原则：补气、活血、通络。

方药：补阳还五汤加减（黄芪 12 克、当归 12 克、川芎 8 克、红花 8 克、桃仁 10 克、三七 10 克、牛膝 10 克、赤芍 6 克、穿山甲 6 克、路路通 10 克、乌药 9 克）。

　　加减：小便点滴不通者加木通、茯苓；小便频多者加小茴香、肉桂。

（三）单方、验方

　　川文蛤 60 克、龙骨 30 克、猪苓 30 克。共为细末，晨服 10 克。

（四）其他疗法

　　针灸疗法：取肾俞、中极、关元、三阴交、阳关、曲骨等穴针刺。其中中极、关元加灸。

第五节　遗　精

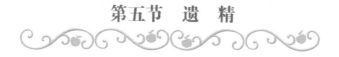

一、概念

　　遗精，是指不因性生活而精液遗泄的一种现象。其中有梦而遗精者称为梦遗；无梦而遗精的，甚至清醒时精液流出者为滑精。现代医学把这种现象作为男性成熟的标志，认为是一种正常的生理现象。中医也有"精满自溢"的说明。

　　凡成年未婚男子，或婚后夫妻分居者，一个月遗精几次，属于生理现象，一般不会出现明显的症状。如果在有规则的性生活情况下还经常出现遗精，或遗精过于频繁，一周数次或一夜数次，或仅有性冲动即精液自出，并伴有精神萎靡、头晕眼花、健忘失眠、腰酸膝软等症状时，则为病理状态，此时便称之为遗精病。

二、病因

造成遗精的原因，除有生殖器疾病如包皮过长、包皮炎、前列腺炎、精囊炎等引起阴茎外来刺激产生遗精外，主要是精神性的。

1. 缺乏正确的性知识。

2. 生殖器官局部炎症形成不良刺激而引起的遗精。

3. 体质过于虚弱，劳累过度等造成的全身各器官功能失调，也是引起不良遗精的一种原因。

4. 如喜欢热水浸足，穿着紧身衣裤、入睡后盖被太暖，睡觉时玩弄性器官等。

三、诊断

遗精的诊断非常简单，患者可根据定义自行诊断，不需作体格检查。

四、西医治疗

(一) 科学的性教育

对那些正常遗精的青少年进行正确的性生理教育，克服不必要的恐惧心理；对那些贪恋女色，性生活频繁而遗精者，要指出其危害性。长期频繁手淫而遗精者，应加强教育，指出手淫的危害性，加强意志的锻炼。少接近有刺激性的物品，不看黄色淫秽书刊和音像制品，不听黄色歌曲等，多参加一些积极有意义的活动，把精神集中到工作和学习上。

爱 心 提 示

内裤不要穿得太紧、盖被不要太厚、睡觉时不要俯卧等，都有助于缓解频繁遗精现象。

（二）病因治疗

如包皮过长，可行包皮环切术，如生殖器官炎症，可进行抗炎治疗等。

五、中医治疗

（一）辨证施治

1. 君相火动，心肾不交

症状：少寐多梦，梦则遗精，伴有心中烦热、头晕、目眩、精神不振、体倦乏力，心悸怔忡、善恐健忘、口干、小便短赤、舌红、脉细数。

治疗原则：清心安神、滋阴清热。

方药：三才封髓丹加减（生地 20 克、天冬、麦冬、山茱萸各 10 克、太子参 10 克、砂仁 5 克、黄柏 6 克、黄连 3 克、甘草 3 克、牡蛎 15 克、炙远志 6 克、菖蒲 5 克、甘草 3 克、夜交藤 20 克、石斛 12 克）。

加减：心火旺者加黄连清心饮；心灼心阴者加莲子、茯神。

2. 湿热下注，扰动精室

症状：遗精频繁，或尿时少量精液外流、小便赤热浑浊或不爽、口苦而渴、心烦少寐、口舌生疮、大便溏臭不爽、脘腹痞闷、舌红苔黄腻、脉濡数。

治疗原则：清热利湿

方药：程氏萆薢分清饮加减（萆薢 12 克、黄柏 10 克、茯苓 10 克、车前子 10 克、莲子心 6 克、丹参 10 克、菖蒲 10 克、白术 10 克）。

加减：湿热甚者加木通、石苇、黄柏；气滞者加木香、柴胡。

3. 劳伤心脾，气不摄精

症状：心悸怔忡、失眠健忘、面色萎黄、四肢困倦、食少便溏、劳则遗精、舌淡苔薄、脉弱。

治疗原则：调补心脾、益气摄精。

方药：妙香散加减（人参 12 克、黄芪 10 克、山药 10 克、茯苓 10 克、远志 10 克、辰砂 3 克、木香 6 克、桔梗 5 克）。

加减：心血虚者加阿胶、熟地、当归、大枣。

4. 肾虚滑脱，精关不固

此型又分为两种：阴虚火旺和阳虚不固。

（1）阴虚火旺

症状：遗精频繁，甚则动情即遗、腰膝酸软、头晕耳鸣、健忘失眠、心烦、咽干、低热颧赤、形瘦、盗汗、松落齿摇、舌红少苔、脉细数。

治疗原则：滋阴降火。

方药：知柏地黄丸加减（熟地 15 克、山茱萸 10 克、山药 15 克、茯苓 10 克、泽泻 9 克、丹皮 9 克、知母 6 克、黄柏 6 克、金樱子 15 克、芡实 15 克、莲须 6 克）

（2）阳虚不固

症状：久遗滑精、形寒肢冷、阳痿早泄、精冷、夜尿多或尿少浮肿、小便清长，或余沥不尽、面色㿠白、舌淡嫩有齿痕、苔白滑、脉沉细。

治疗原则：补肾壮阳、益气固脱。

方药：秘精丸加减（菟丝子 10 克、韭菜子 10 克、牡蛎 20 克、牡蛎 15 克、五味子 6 克、桑螵蛸 10 克、鹿角胶 10 克、仙茅 10 克、灵仙脾 10 克、巴戟天 10 克、杜仲 10 克、枸杞子 12 克）。

（二）单方、验方

1. 葶苈子 6 克酒炒，红糖水冲服。

2. 冬瓜子 150 克，烧灰研末，空腹用开水冲服，每次 6 克，连服 3 次。

3. 韭菜子，每晚吞服 20 粒~30 粒，淡盐水送下。

4. 干荷叶 30 克，研为细末，早晚各服 3 克，白水送服。忌食刺激性食物。

5. 金樱子 30 克、扁蓄 30 克。水煎，每剂分 2 日服，每日服 2 次。

6. 五倍子 60 克、茯苓 60 克、蜂蜜适量，将五倍子用盐水煮后晒干，与茯苓共为细末，炼蜜为丸。每丸重 6 克，每日 3 次，一次 1 丸。

7. 熟地 9 克、泽泻 9 克、丹皮 2.5 克、茯苓 3 克、山药 3 克、枣皮 3 克、芡实（研）3 克、菟丝子 3 克、杜仲 3 克、巴戟天 3 克、猪油 3 克。水煎温服。

8. 猪肾 1 只，切开去膜入附子末 3 克，湿纸裹熟，空腹服下，饮酒 1 杯，3~5 杯有效。

9. 五味子 30 克、鸡内金 30 克，烘干共为细末，开水送服，每次 3 克，每日 3 次。

10. 鸡蛋打孔，去清留黄，纳大黄粉 3 克，蒸熟服，早晚各 1 次。

11. 阳起石火红、钟乳粉各 30 克，酒煮附子米，以糊为丸，如梧桐子大。每服 50 丸，空腹米汤送下。

12. 菟丝子 1 千克、雀卵 100 枚。炼蜜为丸，如梧桐子大，每服 70 丸。

13. 龙胆草、黄柏、紫荆皮各 10 克、石膏 15 克，共研细末，猪髓为丸，每服 3 克。治湿热下注引起的遗精。

（三）中药外治法

1. 五倍子 15 克，研末用米醋调成糊状，摊于白棉纱布上，敷脐间，间日一换，夏季每日一换。

2. 每晚临睡前，用芒硝少许置于两手掌心搓之，至粉末消失为度。

4. 五倍子 10 克，龙骨研末，以饭糊为丸，如桂元核大小纳于脐中，外以布扎，3 日一换，久用有效。

六、其他疗法

（一）按摩疗法

1. 塞海底法：在肛门前有一小坎，用手推之即得。每日早晚用小指在小坎中向后推百十次，即不遗泄，随用随效。

2. 每晚睡前一手托阴囊，一手摸搓小腹，搓 80 次，再换手按摩。每晚一次，久行之病可愈。

3. 按摩尾闾（见第三章按摩疗法）。

4. 兜裹外肾（见第三章按摩疗法）。

（二）气功疗法

可采用"运气功"，操作方法见第三章气功疗法。

（三）针灸疗法

1. 以体针：梦遗者可取心俞、神门、太冲、关元、三阴交、肾俞、中封、针宜泻法。滑精者可取肾俞、命门、志室、气海、关元、足三里、三阴交，针宜补法。

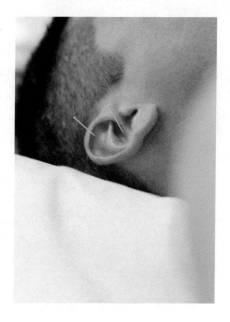

2. 耳针：可取心、肝、肾、神门、内分泌、精宫。

3. 皮肤针（梅花针）：

选穴：肾俞、心俞、志室、关元、三阴交、内关、神门、中极、会阴、挟脊。

备穴：太溪、京门、中封、太冲、大赫、气海。

用皮肤针叩刺上穴，每次约 15 分钟，每日或隔日一次。

（四）饮食疗法

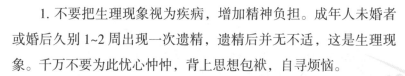

参见第七章。

七、预防及护理

1. 不要把生理现象视为疾病，增加精神负担。成年人未婚者或婚后久别 1~2 周出现一次遗精，遗精后并无不适，这是生理现象。千万不要为此忧心忡忡，背上思想包袱，自寻烦恼。

2. 即使确诊之后，不要过分紧张。当遗精发生时不要中途忍精，不要用手捏住阴茎不使精液流出，以免败精贮留精宫，引起其他病症。遗精后注意保暖不要受凉，更不要用冷水冲洗，以防寒邪乘虚而入。

3. 消除杂念，适当运动。不看色情书刊、录像、电影、电视，若有手淫的习惯一定要戒除。适当参加体育活动、体力劳动和文娱活动，增强免疫力，陶冶情操。

4. 戒除不了嗜好。戒烟、戒酒，少引用浓茶、咖啡等饮料，不要经常实用葱蒜辛辣等刺激性食物。洗澡水适度，不用烫水洗澡，睡觉时被褥不宜过厚，内裤不宜过紧。

5. 遗精发生后，应在医生指导下进行有关检查，找出致病原因，及时治疗。

第六节 射精疼痛

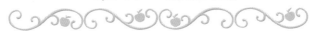

一、概念

男性在正常情况下性交无疼痛，当达到性欲高潮时却在射精过程中发生疼痛，称为射精疼痛。由于射精疼痛往往不得不中断性交，达不到性高潮，因而精神上产生恐惧焦虑。最后往往因害怕性交时疼痛而性欲抑制，造成精神性性功能障碍。

二、病因

射精疼痛的常见原因有：

1. 生殖泌尿系统的感染：如输精管炎、精囊炎、射精管炎、前列腺炎、包皮炎、龟头炎、尿道炎等。

2. 结石和肿瘤：如尿道结石、阴茎或其他生殖器官肿瘤等。

3. 性交次数过频，时间过长，动作粗暴，用力过猛等。

4. 其他如尿道狭窄、阴茎硬结症、严重包茎等。

三、诊断

射精疼痛的诊断要点是疼痛一定发生在射精阶段，如果这样，即可确定。

四、西医治疗

西医对本病的治疗，主要是对因治疗：

（一）由感染引起的

如果因泌尿生殖系统感染引起的，必须控制感染。可用氨卞青霉素每次 80 万单位，肌内注射，每日 2 次。或用一些物理疗法，如局部热敷、坐浴、超短波治疗等。

（二）由结石引起的

因结石引起的能排的则排，不能排的可手术治疗。如因肿瘤引起的，可采用手术切除。

（三）性生活频率过多引起的

减少性交次数、动作不可粗暴等。

五、中医治疗

（一）中医对射精疼痛的认识

中医认为本病多因房事不节，劳则伤肾，以致阴损精伤，或行房延欲而忍精不泄，以致精液留滞，血气不和，或寒邪阻滞肝经所致。

（二）辨证施治

1. 阴虚火旺

症状：射精时疼痛、腰酸膝软、五心烦热、潮热、两颧色红、盗汗、口干舌燥、舌红少苔、脉细数。

治疗原则：滋阴降火。

方药：知柏地黄丸加减（知母 10 克、黄柏 10 克、生地 15

克、山药 10 克、山茱萸 10 克、丹皮 9 克、泽泻 10 克、茯苓 9 克、牛膝 10 克、甘草 6 克、王不留行 10 克）。

加减：血瘀者加芍药、泽兰；腰痛者加续断、桑寄生。

2. 湿热下注

症状：射精时疼痛、小便短数或闭塞不通、尿色黄赤、少腹拘急胀痛、口干口苦、咽干、腰痛拒按、大便秘结、舌红黄腻、脉濡数。

治疗原则：清热利湿。

方药：八正散加减（木通 15 克、扁蓄 15 克、车前子 15 克、秋石 8 克、黄柏 8 克、栀子 10 克、大黄 6 克、滑石 10 克、灯芯草 10 草、甘草 6 克、薏苡仁 15 克、败酱草 10 克）。

加减：大便秘结者，重用大黄、加枳实。湿热伤阴者，去大黄，加生地、知母。脾虚者加白术、山药；气滞者，加木香、陈皮。

3. 寒滞肝脉

症状：射精时疼痛、少腹拘挛疼痛、恶寒小便多、舌淡苔薄白、脉弦紧。

治疗原则：暖肝散寒、行气止痛。

方药：暖肝煎加减（当归 10 克、枸杞子 10 克、小茴香 12 克、肉桂 9 克、乌药 10 克、茯苓 6 克）。

加减：寒甚者，加干姜、吴茱萸。气滞者，加柴胡、香附。

（三）单方、验方

1. 王不留行、生地、竹叶各 10 克、甘草 9 克。水煎服。

2. 六一散 30 克、金钱草 15 克、海金砂 15 克，水煎服。

（四）其他疗法

针灸疗法：可取肾俞、太溪、三阴交、涌泉、足三里等穴，针宜补法，每日 1 次。

第五章

女性性功能障碍

　　女性性功能障碍表现为性欲减退、性高潮障碍、性交疼痛、阴道痉挛等现象，发生的原因较为复杂，但归纳起来不外乎精神心理因素和器质性因素两大类。

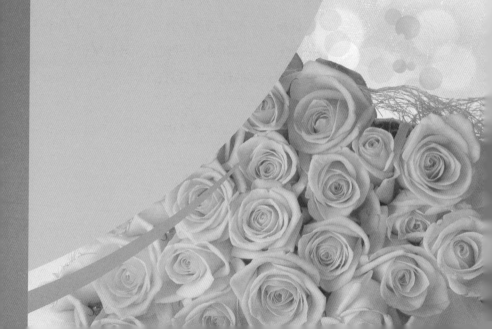

第一节 性欲减退症

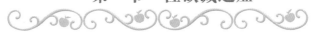

一、概念

性欲减退症，是指女性在婚后一段较长时间内，出现明显的对性生活要求减低或完全缺乏，是以性生活接受能力和性行为水准降低为特征的一种病态。又称"性欲淡漠""性欲低下"，中医称之为"女子阴痿""阴冷"。

二、病因

引起性欲减退的病因较为复杂，但归纳起来不外乎精神心理因素和器质性因素两大类：

（一）精神心理因素

1. 性欲减退症绝大多数是由精神心理因素造成的。如受传统观念的影响、性知识的缺乏或不正当的性教育，使不少人把性行为视为羞耻、淫荡、肮脏、下流的事，表现出厌恶和憎恨情绪，躲避性交，久而久之，使大脑的性欲中枢兴奋受到抑制，最终导致性冷淡。

2. 有过遭遇性暴力等性创伤经历和性内疚情绪，对性生活的自主性起危害作用。

3. 夫妻关系不和睦，或缺乏情感交流。

4. 有的害怕怀孕、性交疼痛，家庭生活困难，思想压力过重，住房拥挤，多人同居一室，没有良好的性居住环境，干扰了性生活意境，工作紧张，奔波劳累及情绪不佳等因素，也都可造成性欲低下。

(二) 器质性因素

几乎所有严重的全身性疾病、慢性疾病都可以使性欲减退，其过程主要是影响了神经、内分泌，降低了血液中的性激素水准。如先天性腺发育不全或缺乏、下视丘病变、脑下垂体病变、糖尿病、甲状腺功能减退、慢性肾衰竭、慢性肝炎、肝硬化、酒精中毒、心脑血管疾病、贫血、闭经、盆腔炎等疾病。另外，口服某些药物也可导致性欲减退。

三、诊断

夫妻间的性欲要求有很大差异，所以很难制定出性欲淡漠的客观指标。有的夫妻性交次数相对很少，但互相满意。有的需要频繁的性交才能满足性欲。夫妻间常由于性欲强烈程度不同而导致性生活不和谐，渐渐地使女性性欲下降，最后失去性兴趣。

目前，对性欲淡漠的判断只能靠主观感觉及平时在性生活方面的表现：

(1) 夫妻婚居住在一起，3个月女性无主动的性要求。

(2) 长期缺乏性欲或性欲较以往正常时明显下降。

(3) 只有在丈夫的强烈要求下，出于无奈勉强应付，从性生活中未感到愉快感觉。

(4) 或在夫妻相互性游戏时，女性持久无明显情动于外的反应。

(5) 或通过询问病史，直接找到了病因，即可诊断性欲减退。有的性欲淡漠的患者，自己并未感到烦恼，而是由丈夫发现，督促前来就医发现。

四、西医治疗

(一) 精神治疗

精神治疗对于性欲减退者非常重要，主要通过以下几个方面进行：

1. 进行性健康教育，使其对性健康知识和性生活有正确的认识。

2. 对患者进行疏导和鼓励，使其树立治疗的信心和主观能动性，消除紧张、厌恶的情绪。

3. 鼓励夫妻双方多进行感情交流，互相体贴照顾，不要埋怨对方，性交时密切配合，建立和谐的性生活。

4. 积极寻找致病的各种心理因素，向患者解释清楚，使其消除顾虑。

(二) 系统脱敏治疗

脱敏治疗是指有意识地使患者通过想象或在现实生活中接触紧张恐惧的刺激，来治疗由于恐惧厌恶引起的疾病。

先在想象中接触温和、最小的激起忧虑恐惧的刺激，随着治疗的进展，刺激逐渐增强，直至所能承受的最大刺激为止。这种治疗方法对性功能障碍患者，尤以性欲受到抑制的患者特别有效，具体步骤如下：

1. 在医生的帮助下，患者将在性行为的情景中，所有引起忧虑厌恶的刺激场景列出一张表，按威胁的轻重，由轻到重依次排列，如首先幻想被丈夫亲吻面颊的场景，这可能是最轻的，且容易觉察的刺激，能够引起患者的忧虑厌恶；第二个场景可幻想丈夫亲吻嘴唇，这一刺激比上一个情景更重一些；最后即诱发忧虑的场景，如抚摸外阴部，阴茎插入阴道并有力抽动，直到最厌恶的性交方式等。这期间还可穿插各种不同的性行为。

2. 经过一系列的松弛训练，使患者获得全身松弛，有专家主张要布置一个有助于情绪轻松的环境，不像一个诊所，让患者在舒适的沙发椅上或靠椅上休息，也可以给患者注射一种有助于紧张心情放松和解脱的药物，得到患者的允许后，可静脉注射1%的戊巴比妥钠2.5毫升，短时间内处在全身肌肉松弛状态，不会发生明显的昏昏欲睡。这样就省去作全身肌肉放松的预先训练时间。

3. 指导患者想象最初最轻的诱发忧虑场景，如能持续保持松弛状态，则让患者沿着她的场景等级系统的下去，依次渐进，直到能够平静生动地想象最严重的诱发忧虑的场景为止。

4. 当患者面对所有想象不再诱发厌恶时，可以指导夫妻进行性生活，性生活必须循序渐进，一旦患者产生情绪上或身体上不舒适的感觉应迅速停止性生活。

（三）敏感聚集训练

缺乏性交前的调情、性敏感区的足够有效刺激，是引起女性性冷淡的重要原因。敏感聚集训练就是引导夫妇在性行为时，要掌握双方的性敏感区，指导双方如何刺激该区域以提高性兴奋。

在性交开始阶段，夫妇间地亲昵爱抚始终涉及双方作爱的感受和体验，并且是激发性兴奋的重要手段。性爱抚一般有三种：一是唇吻。二是口行为。包括舌吻、吮吸乳房、舔啮刺激体表的性敏感区，包括性器官。三是手行为，包括抚摸、拥抱、挤压、按摩身体各部位，特别是乳房和性器官。经过身体的接触，以补充视、听、嗅觉刺激感受的不足，从而激发异性间的性快感，使夫妻达到性欲亢奋的程度。

通过敏感聚集训练，可以促进夫妻在性生活和非性生活期间，进行思想交流，密切感情，消除厌恶、恐惧性交心理。

五、中医治疗

(一) 中医对性欲减退症的认识

中医认为，肾与性功能有着密切关系并互相影响。肾为水火之脏，内藏元阴元阳，即真阴真阳。女性欲念的萌动，交媾感到欢快，需要真阴的滋润和真阳的温煦。此真阴真阳俱蕴藏于肾，这正是中医采用补肾法治疗女性性功能障碍的理论依据。

(二) 辨证施治

1. 肾阳虚损

症状：性欲淡漠、恶寒、肢冷、腰膝冷痛、神情疲倦、面色苍白、头晕耳鸣、舌淡苔少、脉虚等。

治疗原则：温肾壮阳。

方药：右归丸加减（熟地黄 24 克、山药 12 克、山茱萸 9 克、枸杞子 12 克、鹿角胶 12 克、菟丝子 12 克、杜仲 12 克、当归 9 克、肉桂 9 春、制附子 6 克、仙茅 10 克、仙灵脾 10 克）。

加减：伴纳呆，大便溏泄者，加白术、黄芪；小腹冷痛者，加小茴香、干姜；白带多者，加苍术、白芷。

2. 肾阴亏损

症状：性欲减退，咽干口渴，五心烦热，盗汗舌红苔少，脉细数。

治疗原则：滋补肾阴。

方药：知柏地黄丸加减（熟地黄 24 克、山茱萸 12 克、山药 12 克、泽泻 9 克、茯苓 9 克、丹皮 9 克、知母 12 克、黄柏 12 克、仙灵脾 12 克，石槲 12 克）。

加减：伴胁痛，吞酸吐苦者，加川楝子。

3. 心脾两虚

症状：性欲减退，精神疲惫，面色苍白，心慌气短，失眠健忘，头晕乏力，舌淡苔薄白，脉细缓。

治疗原则：益气补血，健脾养心。

方药：归脾汤加减（黄芪 20 克、炒白术 10 克、人参 5 克、当归 15 克、炙甘草 6 克、茯神 15 克、远志 10 克、木香 5 克、酸枣仁 20 克、龙眼肉 10 克、大枣 5 枚、生姜 5 克、仙脾 15 克、肉桂 4 克、鹿角胶 10 克、菟丝子 20 克、天麻 12 克）。

加减：食不香者加炒麦芽，鸡内金；白带多者加苍术、山药；气郁者加柴胡、香附。

4. 肝气郁结

症状：性欲减退，胸胁满闷，烦燥易怒，头痛目眩，喜叹息，口燥咽干，月经不调，乳房作胀，舌红、脉弦。

治疗原则：疏肝解郁，激情启欲。

方药：逍遥散加减（当归 10 克、白芍 15 克、柴胡 10 克、郁金 10 克、丹参 10 克、白术 10 克、枳壳 10 克、仙灵脾 15 克、木香 5 克、甘草 5 克、玫瑰花）。

加减：郁久化热者，加丹皮、栀子；有瘀血者，加川芎、赤芍；欲难激起者，加巴戟天、仙茅等。

（三）单方、验方

1. 仙灵脾 30 克、海马末 5 克。仙灵脾先煎汤，滤出汤水，两次分冲海马末，每日 2 次。

2. 熟地、紫石英、阳起石各 20 克，鹿角霜 15 克、巴戟天、肉苁蓉、当归、白芍、蛇床子、仙灵脾、山萸肉各 10 克，丹皮 5 克。水煎服。阴道分泌物多者加续断、菟丝子各 15 克及龙骨、牡蛎各 25 克；阴道分泌物少者加枸杞子、女贞子、黄精各 15 克。

3. 海马研末 5 克，用仙灵脾 30 克，水煎冲服，每日 2 次。

4. 菟丝子 20 克、紫石英 15 克。水煎服，每日一剂。

（四）中药外治法

1. 沉香、丁香、吴茱萸、肉桂、白芨各 3 克、蛇床子、木鳖子、杏仁、砂仁、细辛各 6 克，上述药研末，练蜜为丸，如绿豆大。纳入阴道内，有促发性欲和性兴奋作用。

2. 五灵脂、白芷、附子、青盐各 6 克，麝香 0.3 克。以上药材除麝香另研末备用外，其余诸药混合研为细末，过筛后装入瓶内，密封备用。用时将药面填入脐窝内及脐周 3 厘米，上盖纱布，以暖水袋置其上面，每次 15~20 分钟，每日 1 次，连用 7 天为 7 个疗程。

六、其他疗法

（一）按摩疗法

1. 关元按摩：参见第三章按摩疗法。

2. 摩击腰腹法：参见第三章按摩疗法。

3. 灵点按摩：所谓灵点，是指能激起性欲与性兴奋的最有效的体表穴位。女子的发欲带，即性敏感区，如耳朵、颈部、大腿内侧、腋下、乳房、乳头、阴部等，其灵点是"会阴""会阳"、"京门"等穴。按摩发欲带时，宜徐缓轻柔，使之有一种舒适的感觉，按摩灵点时，可用指头罗纹面按压，以柔济刚，达到激动的效果。总之以女子体验到一种快乐、舒适感为原则。

（二）气功疗法

1. 放松功：参见第三章气功疗法。

2. 提肾功：端坐在凳上，不要满坐，双脚踏地，与肩同宽，双手放在大腿上，掌心向上向下均可。意守下部（女指大小阴唇、阴蒂、阴道、肛门括约肌等部位）。随腹式呼吸，下部一提一放，一紧一松。提收是使暗劲往上往里提缩，如忍小便状。呼时腹部凹陷，即提收下部，为一紧；吸气时腹部凸出，即放松下部，为一松。如此反复呼吸进行，日行几遍均可，但每次只宜提缩十几次，绝不可超过 20 次。一遍过后，必须间隔一段时间才可再做。熟练后即可不拘呼吸，随时可做提放紧松的功法。

（三）针灸疗法

针刺可取体穴肾俞、神门、三阴交、中极、曲骨、关元、足三里、气海等穴；耳穴心、肝、肾、神门、交感、内分泌、卵巢等穴；耳穴还可埋针或王不留行子，每日按压数次。

（四）饮食疗法：参见第七章。

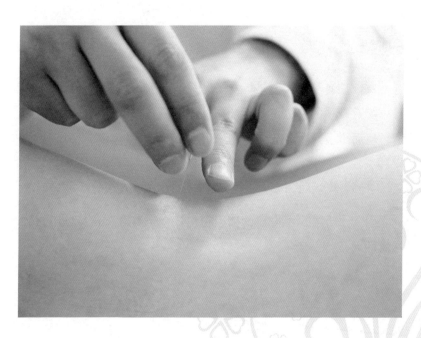

七、预防及护理

1. 保持心理健康：平时要心境坦然，心胸开阔，遇到挫折要以积极的态度对待，不要整天为一些琐事烦恼，多参加一些有意义的活动。

2. 丈夫要多体贴：对妻子有性欲减退时，丈夫要多体贴、关心，不要冷言冷语，责骂，使其消除紧张情绪。在性生活前，丈夫可多用接吻、触摸性敏感区等办法来刺激和唤起妻子的性兴奋。

3. 每晚睡前可用40℃的热水泡脚，尤其适宜在冬季使用。

第二节　性高潮障碍

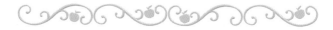

一、概念

女性性高潮障碍，是指女子有性欲要求，性欲水准正常，而且可能有较强的性欲，但在性交过程中，不出现或很难出现性高潮，从而得不到性满足，是最常见的女性性功能障碍。

二、病因

引起女性性高潮障碍的病因很多，大致可分为精神性因素和器质性因素：

（一）精神性因素

功能性性高潮障碍的原因，主要由于精神性原因造成，约占95%。在精神因素中，最重要的是女性在性生活中，时刻处在紧张状态而不能放松自己，使性反应未能自然而强烈地流露，从而性反应过程受到极大的抑制。

（二）器质性因素

导致性高潮障碍的器质性因素大致可分为：

1. 盆腔神经受损，使会阴部感觉减退或丧失。如糖尿病性末梢神经病，多发性硬化症，脊髓损伤或肿瘤等。

2. 阴道血液循环障碍，导致阴道分泌物减少，润滑程度降低。如腹部动脉瘤，动脉炎，动脉硬化等。

3. 内分泌疾病，导致激素分泌紊乱。如阿狄森病，库欣综合征，甲状腺功能亢进、甲状腺功能低下、脑下垂体功能减退等。

4. 妇疾病科因素。如慢性阴道炎或先天性异常等。

5. 慢性疾病的影响。

6. 骨盆底松弛及阴道宽大，使阴道下段不能紧缩，做爱时缺乏摩擦而影响性快感。

三、诊断

本病的诊断，主要是通过询问病史，如：

1. 患者在性生活过程中，主要表现为对性高潮出现的欣快感毫无体验，甚至茫然无知。

2. 当自己有性要求时，但每次性生活后都得不到满足。

3. 在性生活过程中，无情意融洽的种种表现。

有以上几种表现，如果又能找到引起性高潮障碍的病因，则就可以诊断。

在这里，必须提醒大家注意本病与性欲减退症的区别与联系：性欲减退症是指女性在婚后，出现明显的性生活要求降低或完全缺乏。也就是指在性欲要求和性行为水准都降低或缺乏。而本病指女性有性欲要求，性欲水准正常，但在性交过程中不出现或很难出现性高潮。两者都属于女性性功能障碍。互相有一定的联系。长期性高潮缺乏，使性神经功能减退，这样就抑制了正常的性功能，造成性欲减退。反过来，性欲低下，性兴奋就下降，自然也就很难出现性高潮。

四、西医治疗

(一) 心理治疗

性欲高潮障碍的治疗，宜心理治疗为先，对于功能性性高潮障碍者，根据不同的原因，选用适当的心理疗法，绝大多数可以治愈。

1. 鼓励患者建立信心，改变对性的态度。

2. 指导患者学习一些性健康知识。

3. 消除忧虑，建立和谐愉快的气氛，加强夫妻交流。

4. 改变性交姿势，有助于性高潮的到来。

(二) 敏感聚集训练

本法是为了减少焦虑、增强感觉和语言交流过渡到非语言交流的方法。具体方法可见性欲减退症。

(三) 药物治疗

1. 甲基睾固酮 5 毫克，每日 3 次。可增加阴蒂的敏感性，从而提高性欲，促进性高潮的到来。

2. 局部可用轻度刺激药物，如 6% 樟脑、3% 薄荷醇润滑胶冻涂擦阴蒂，增加其敏感性。

五、中医治疗

中医认识性欲高潮障碍与肾、肝、心三脏相关。中医也强调和谐的性生活，需要夫妻双方配合协调，才有利于共同达到性高潮。

1. 肾阳虚衰

症状：情动而无高潮，交而无快感，阴道分泌物减少，少腹虚冷，腰膝酸软，神疲乏力，尿清便溏，月经稀少。舌淡苔薄白，脉沉无力。

治疗原则：温肾壮阳，培本固元。

方药：右归丸加减（熟地 24 克、山药 12 克、山萸肉 10 克、枸杞子 12 克、菟丝子 20 克、制附子 5 克、当归 15 克、鹿角胶（烊化）10 克、仙灵脾 15 克、海马 10 克、刺五加 10 克）。

加减：兼脾阳虚者，加黄芪、白术、党参；小腹寒甚者加葫芦巴；腰痛甚者加续断、狗脊。

2. 肾精不足

症状：性欲迫切但高潮难至，阴部分泌物少，五心烦热，盗汗，口燥咽干，腰膝酸软，精神萎靡、面色晦暗，头晕耳鸣，月事少而色暗红，舌红苔少，脉沉细而数。

治疗原则：补肾填精，滋阴降火。

方药：左归丸加减（熟地 24 克、山药 12 克、枸杞 12 克、山茱萸 12 克、牛膝 9 克、菟丝子 12 克、龟胶（烊化）12 克、女贞子 15 克、丹皮 10 克、生地 15 克、炙首乌 15 克）。

加减：头晕者加菊花；气滞者加陈皮、砂仁；气郁者加柴胡、香附。

3. 肝气郁结

症状：性交时无快意，情绪不稳定，烦躁易怒，胸胁不适胀闷，乳房胀痛，善太息，口苦神情焦虑，月经不调，舌红苔黄或微黄，脉弦或弦细数。

治疗原则：疏肝理郁，以畅快意。

方药：逍遥散加减（柴胡 10 克、当归 10 克、白芍 15 克、白术 10 克、香附 10 克、川芎 6 克、枳壳 10 克、甘草 5 克、三七 10 克、合欢皮 20 克）。

加减：气郁化火者加知母、丹皮；肾虚高潮难至者加巴戟天，仙灵脾、鹿角胶；气郁甚者加青皮、木香、元胡；有瘀血者，加丹参、乳香，没药。

4. 心脾两虚

症状：交而无快意，惊悸，怔忡，失眠，食少，神疲乏力，面色无华，大便溏，月经量少色淡，白带多，舌淡苔薄白，脉细弱无力。

治疗原则：健脾养心，补益气血。

方药：归脾汤加减（炒白术 15 克、茯神 15 克、黄耆 20 克、龙眼肉 10 克、酸枣仁 10 克、人参 15 克、木香 10 克、当归 10 克、远志 10 克、甘草 8 克、仙茅 15 克、仙灵脾 10 克、天麻 12 克）。

加减：食少纳呆者加鸡内金，炒麦芽；血虚甚者加当归；气滞者加柴胡，砂仁；白带多者加白芷、山药。

（三）单方、验方

1. 夫妇在同房前，少量饮用龟龄酒，激发情欲，有益于高潮到来。

2. 仙灵脾 30 克，海马末 5 克。仙灵脾煎汤，两次分冲海马末，每日 2 次。

3. 盐知母，盐黄柏，牡蛎粉，生地，熟地，醋龟板，五味子各等份，共研细末，制成小丸，每次服 10 克，每日早晚各服 1 次。

4. 菟丝子 20 克，紫石英 10 克，远志 4 克，共研细末，黄酒送服，一日 2 次服完。

(四) 中药外治法

1. 沉香 3 克，丁香 3 克，吴茱萸 3 克，肉桂 3 克，白芷 3 克，蛇床子 9 克。杏仁 9 克，木鳖子 9 克，砂仁 9 克，细辛 9 克，白檀香 9 克。上药研末，生蜜为丸，如绿豆大，纳入阴道内，则情动。

2. 蛇床子 15 克、丁香 5 克、吴茱萸 5 克，小茴香 5 克，肉桂 10 克，川芎 15 克。水煎坐浴。

六、其他疗法

(一) 按摩疗法

1. 和调带脉：坐位，用双手拇、食二指及虎口部，贴于腰眼，然后慢慢滑动摩擦，经带脉穴、五枢穴、维道穴到腹正中线。再重复以上动作，压力要大些，滑动速度要慢些，往返 10 次，随后两手于胸前相握，上身旋转，自左向右转 16 次，再自右向左转 16 次，旋转速度要缓慢，重心平衡，呼吸自然。

2. 穴位按摩：可用揉、摩、按的手法，对气海、关元、神阙、三阴交、肾俞等穴进行按摩疗法。

3. 摩击腰腹：见第三章按摩疗法。

4. 按摩尾闾：见第三章按摩疗法。

5. 灵点按摩：同"性欲减退症"。

（二）气功疗法

1. 提肛功：见第三章气功疗法。

2. 提肾功：同"性欲减退症"。

（三）针灸疗法

体针可取中极、关元、气海、神门、肾俞、三阴交等穴；耳针可取心、肝、肾、皮质下、神门、交感、卵巢等穴。

（四）饮食疗法

参见第七章。

（五）仪器疗法

对原发性性高潮障碍的患者，可使用震颤器体会性欲高潮反应，但不可长期使用，否则会使患者造成精神、生理依赖性，影响夫妻间正常性生活。

（六）适当的自慰行为

这也是治疗性高潮障碍的一种有效方法。当患者自行触摸生殖器以发现刺激时的快感部位。发现快感部位后自行对该处进行抚摸，应用短促而不间断的按压及连续的有节奏的摩擦等手法给予刺激，使自己激起性兴奋并达到性高潮。开始也可借助振颤器刺激，如达到高潮，可以有力地证明在性生活中同样能够达到高潮。以后改用自己的手，再进展到由丈夫用手刺激达到性高潮，最后便可通过性交达到性高潮。

七、预防及护理

心平气和，全身放松，戒焦虑、烦躁等。

夫妇在房事之前，丈夫要多说情话，挑逗，激起妻子的情欲；

交合时不要过于急躁，动作粗鲁，给妻子要多鼓励、体贴，切忌抱怨、责骂。

古人认为：女子阴柔、情质缓慢，待至女子感阳，面有红晕，如饮醇酒；两乳暖起，握之满手；两脚振扰，淫衍窈窕，阴门润滑，乍投男身。也就是说要把握住性交的时机非常重要。

第三节　性交疼痛

一、概念

性交疼痛是指勃起的阴茎能够插入阴道，但是性交时或性交结束后，外阴部、阴道内部，以及下腹感到轻重不等的疼痛，这种疼痛可以持续到性交后数小时或数天。

二、病因

引起性交疼痛的原因不外乎精神因素和器质性因素两大类：

（一）精神性因素

临床上的性交疼痛，精神心理因素造成的是绝大多数，精神因素本身可以导致性交疼痛，但同时也可以是器质性性交疼痛所引起的继发后果。

（二）器质性因素

1. 炎症刺激。

2. 先天性畸形如阴道闭锁不全、子宫内膜异位症等形态改变。

3. 润滑缺乏。

4. 阴道周围的病变。

5. 外伤及手术等。

三、诊断

1. 了解病史：如疼痛的开始时间，疼痛的部位，开始的情景，持续时间及后果，心理激动与疼痛感觉之间的相互关系。

2. 不性交时，阴部是否感觉正常。

3. 尽量找出能导致性交疼痛的器质性病变。

4. 可伴有性欲减退、腰痛、烦躁易怒，甚至厌恶性生活的表现。

在诊断本病时，必须注意与阴道痉挛的区别：阴道痉挛是指性交前或性交时，阴道和骨盆底肌肉系统非自主性的剧烈而持续性的痉挛和缩窄，使勃起的阴茎根本无法插入，也就根本无法性交，或阴茎插入后发生痉挛，致使阴茎拨不出来。而性交疼痛是指勃起的阴茎能够插入阴道，进行性交，但在性交时或性交结束后，阴道口或阴道深部以及下腹部感到疼痛。

四、西医治疗

对于性交疼痛的治疗，应本着心理治疗与药物治疗并用的原则。

（一）精神治疗

针对不同情况采用不同的心理疗法，是精神心理因素所致的性交疼痛的施治原则。如夫妻关系不和，必须协调夫妻感情，消除情绪摩擦；性知识缺乏，则进行性交常识方面指导，包括改变性交姿势，男性在性交前应作一些激发女性性兴奋的准备等；因惧怕性交、害怕怀孕引起的，应帮助克服紧张情绪，消除诱发因素，必要时服一些镇静药。

(二) 对器质性病变的治疗

如发现器质性因素存在，则必须针对病因进行药物或手术治疗：在手术或药物治疗完全康复后，应给 4~6 周的性交试验期限，以判定性交疼痛是否存在，如仍存在则需要进行性功能治疗。如：

1. 控制感染，以消除感染病灶为主：如肌内注射氨卞青霉素。

2. 调整内分泌：如雌三醇。

3. 修复整形：因器质变形或肿瘤压迫所致者，应根据情况选以适当的手术。

4. 外治法。

对于神经过敏者，可以在性交前局部涂上表面麻醉药，如 10% 的可卡因软膏，一般在性交前 10 分钟涂擦在阴道口局部。

对于阴道炎所致的疼痛者，可用磺胺霜剂每天涂于阴道局部，共 10~14 天。

对于阴道分泌物减少而致的疼痛，可以在性交前 10 分钟于阴道局部涂擦人造润滑剂。

五、中医治疗

(一) 中医对性交疼痛的认识

中医对性交疼痛的最早记载见于隋·巢元方《诸病源候论》中。中医称本病为"小户嫁痛""吊阴痛""交接痛""合房阴痛"等。中医认识本病的发生，主要是肝肾和冲任二脉的异常，即肝肾阴虚、冲任虚损、冲任瘀阻、肝气郁结、肝胆湿热。主要是因为中医认为肾开窍于前后二阴，肝主筋，其经脉络阴器，且女子阴户为肝经的分野，冲任二脉皆起于胞中等。

（二）辨证施治

1. 肝肾阴虚

症状：性交疼痛，阴道干涩、灼热、盗汗，腰酸，五心烦热，头晕耳鸣，面红潮热，神倦无力，舌红，脉弦细数或弦细无力。

治疗原则：滋补肝肾，滋阴润燥。

方药：知柏地黄丸加减（知母10克、黄柏10克、熟地30克、山药15克、丹皮10克、山茱萸10克、茯苓10克、泽泻10克、女贞子15克、仙灵脾10克、枸杞子10克、菟丝子15克）。

2. 肝气郁结

症状：性交疼痛，阴道深部尤甚，可放射到少腹两侧及大腿内侧，乳房胀痛连及胸胁，烦躁易怒，口苦口干，头痛目眩，舌红苔黄，脉弦。

治疗原则：疏肝解郁，理气通络。

方药：川楝子散加减（川楝子15克、乌药10克、白芍30克、小茴香5克、槟榔5克、细辛3克、吴茱萸3克、当归10克、川芎10克、元胡10克、枳壳10克、炙甘草10克）。

加减：化热者加丹皮、栀子；两乳胀痛者加路路通，王不留行。

3. 肝胆湿热

症状：性交时阴道灼热疼痛，带下量多色黄，味腥臭，少腹坠胀，口苦而黏，两肋胀痛，心烦寐，小便黄赤，舌红苔黄腻，脉弦滑或弦数。

治疗原则：清肝胆实火，利下焦湿热。

方药：龙胆泻肝汤加减（龙胆草6克、黄芩9克、栀子9克、泽泻12克、木通9克、车前子9克、当归3克、生地黄9克、柴胡 6 克、甘草 6 克)。

加减:湿热盛者加黄柏、薏苡仁,萆薢;气郁者加青皮,郁金,香附等。

4. 冲任虚损

症状:性交疼痛,性欲减退,腰膝酸软,月经不调,久不怀孕,两乳平塌,舌淡苔薄白,脉虚弱。

治疗原则:补益冲任。

方药:龟鹿二仙胶膏加味(鹿角胶 15 克、龟板胶 15 克、枸杞子 10 克、人参 6 克、杜仲 15 克、菟丝子 15 克、黄芪 10 克、小茴香 6 克)。

加减:若阳虚甚者加仙茅、仙灵脾;若精血虚者加阿胶,熟地。

5. 冲任瘀阻

症状:性交时针刺样痛,牵引少腹胀痛不适,月经量少有块,舌质紫暗,或见瘀点,瘀斑,脉弦或弦涩。

治疗原则:调理冲任,行气化瘀。

方药:八物汤合失笑散(当归 15 克、川芎 10 克、白芍 15 克、川栋子 10 克、元胡 10 克、槟榔 3 克、木香 5 克、五灵脂 5 克、蒲黄 5 克、熟地 10 克)。

加减:气滞甚者加柴胡,香附;瘀血甚者加丹参,王不留行,三棱。

(三) 单方、验方

1. 当归 15 克,枸杞子 30 克,白芍 20 克,阿胶珠 10 克,煎汁滤去渣后,用药汤冲一个鸡蛋黄,立即饮服,每日 1 次,对阴道干涩、性交疼痛效果很好。

2. 五味子 10 克，牡蛎 15 克，龙骨 10 克，丹参 15 克。水煎服。

3. 黄柏、蛇床子各 12 克，苦参 30 克，土茯苓 20 克。水煎外洗。治疗湿热下注者。

4.当归 15 克，桂枝 8 克，白芍 10 克，狗脊 10 克，枸杞子 10 克，熟地 10 克。水煎服。

（四）中药外治法

1. 阴道灌洗。苦参 20 克，黄柏 15 克，蛇床子 10 克，甘草 10 克。水煎冲洗阴道，每日 1 次，连续 5 天。治疗阴道及子宫颈炎而致的性交疼痛。

2. 防风 9 克，大戟 2 克，艾叶 15 克。水煎温洗阴部。

3. 药物坐浴。苦参 30 克，川芎 15 克，透骨草 30 克。水煎坐浴，每次 20 分钟，连续 1 周。可治疗盆腔炎症所引起的疼痛。

4. 天仙子 15 克，曼陀罗花 3 克，煎水 300 毫升，性交前洗外阴部。

六、其他疗法

（一）按摩疗法

1. 局部按摩：对于有性交疼痛的患者，可进行一些局部按摩，可采用揉、按、摩等手法，动作要徐缓。

2. 穴位按摩：可采用揉、掐、按的手法，对中脘、天枢、太冲、鱼际等穴进行按摩。

（二）气功疗法

可采用放松功，见第三章气功疗法。

（三）针灸疗法

体针可取合谷、关元、三阴交等穴；耳针可取子宫、内分泌、

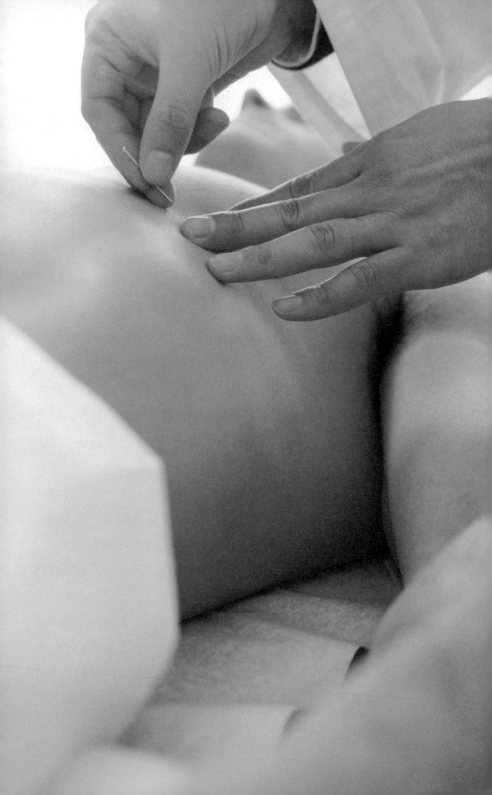

交感等穴。

（四）饮食疗法

参见第七章。

七、预防及护理

1. 由精神心理因素引起的性交疼痛，应加强性知识的学习：女性应该知道阴道上有许多皱褶，阴道有较大的伸展性，可以容纳任何大小的阴茎，甚至胎儿都可以顺利地通过，所以不必为男子阴茎的大小而担忧。

2. 丈夫要多体贴妻子。性生活前丈夫一定要做好性前戏，女性在性交前需要由男性的亲吻、爱抚等准备活动来激发女性的性冲动，才能使阴道变得润滑，使阴茎易于插入；在性活动中男性切忌强行、粗暴地插入阴茎，最好由女性将阴茎纳入阴道；性活动是双方的协调活动，与双方的情绪和情感有密切关系，如果女性情绪不佳，不想进行性生活，或夫妻感情不和时，最好避免性生活。

3. 器质性病变引起的性交疼痛，应治疗原发病，原发病治愈后，性交疼痛自然可以痊愈。如子宫内膜异位症、子宫肌瘤、尖锐湿疣，这些疾病不治愈，由其产生的性交疼痛很难治愈。萎缩性阴道炎，抗生（抗菌产品）素及性激素合用，常能收到较好效果。

4. 如由于粗暴性交引起的性器官损伤，不仅要治疗损伤，还要改变性交的粗暴动作。阴道润滑性不够的，一方面延长事前的准备期，另一方面可以用些润滑剂。改变性交体位，如侧位、后位、女上位等，避免阴茎插入阴道过深，或女性控制阴茎插入阴道的深度，常可以避免性交疼痛的发生。

5. 养成良好的卫生习惯，洗淋浴不要盆浴，平时要坚持积极锻炼身体。如打太极拳、练太极剑、气功等。

第四节　阴道痉挛

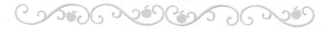

一、概念

阴道痉挛是指女性在性交前或性交时，阴道和骨盆底肌肉发生非自主的剧烈而持续的收缩，使勃起的阴茎根本无法插入，也就根本无法性交、或阴茎插入后发生痉挛，致使阴茎拨不出来。有的痉挛仅局限在阴道口周围的肌肉；有的是所有阴道肌肉都发生收缩；严重的有时连同大腿内的肌肉群都收缩，使两腿紧紧内收无法进行正常性交。

二、病因

阴道痉挛的发生大多数精神心理因素引起的，器质性原因少见。

（一）精神性因素

1. 与精神紧张相关。

2. 与精神创伤相关。

3. 与社会心理因素相关。

（二）性交不当

男性缺乏性知识，不懂男女间的生理差异，不懂得性交前激发女性性欲，只顾自己，动作粗鲁，使女方在毫无心理准备、尚无性欲要求的情况下，阴道口及阴道内腺体分泌不足，润滑不够出现干涩而引起性交疼痛，出现心理上反感和畏惧，使阴道出现防御性、反射性痉挛；或由于性交体位不当，过度压迫阴道前壁及尿道，表现为防御性反射痉挛，或新婚女子处女膜破裂后引起的防御性反射痉挛。

（三）器质性因素

如生殖器官的炎症、萎缩性阴道炎、女性外伤及阴道损伤、妇科肿瘤、尿道的炎症、阴部手术疤痕、骨盆腔炎及阴道口或大阴唇溃疡等。

三、分类

按发病时间可分为：

1. 原发性阴道痉挛：指自婚后初次性交就发生阴道痉挛收缩的。

2. 继发性阴道痉挛：指曾经性交成功，后来才发生阴道痉挛的。

按发病原因可分精神性和器质性阴道痉挛。

四、诊断

1. 依靠患者或家属诉述不能性交的病史。

2. 通过询问病史，找出导致该病的病因。

3. 一般检查：精神紧张、恐惧、胆怯，尤其是躺卧到妇科检查台更为明显，两腿紧紧并拢内收。

4. 妇科检查：用力掰开两下肢，可见阴道、腹壁及肢体肌肉紧张僵硬；手指轻触外阴某处，有强烈的回缩动作出现，阴道反射性痉挛，患者不能使这一部分肌肉放松，也意识不到这些肌群在收缩。

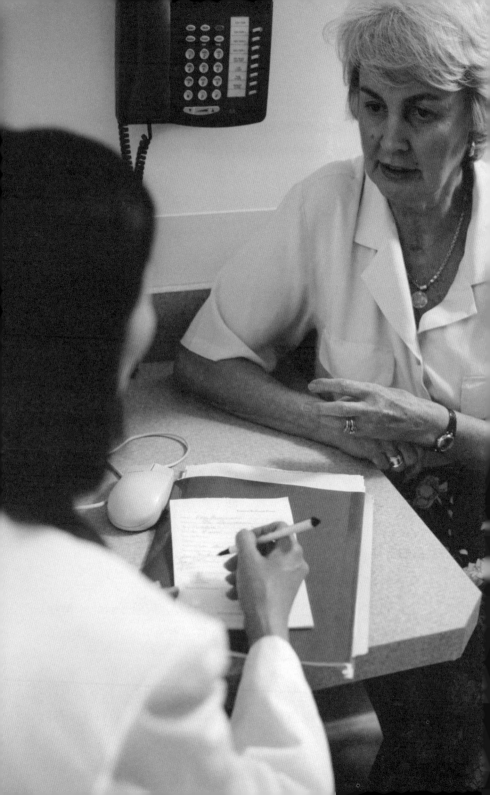

五、治疗

阴道痉挛是女性性功能障碍中治疗效果最好的一种，治愈率可达98%~100%。治疗方法亦相对统一，处理原则与治疗性交疼痛差不多。

六、西医治疗

(一) 精神治疗

夫妻双方共同学习一些性健康知识，使丈夫认识到妻子的阴道痉挛，是一种无意识的抽搐，以减轻对妻子的抵触情绪，体谅妻子。在整个性生活过程中夫妻两人要密切配合，丈夫要鼓励妻子树立信心，消除精神上的紧张、焦虑等。性交前相互交流感情，互相抚摸身体，以激起妻子情欲；性交过程中，动作要轻柔、温存等。

(二) 药物治疗

神经过敏者，可服镇静药物，如在性交前10~15分钟服地西泮定；或三溴片；或眠尔通。也于在性交前局部涂表面麻醉药膏，如10%的可卡因软膏，在性交前10分钟涂擦阴部，或涂阴道润滑剂。

(三) 病因治疗

如因外阴、阴道及骨盆腔感染引起者，应给予抗感染治疗；对于阴道畸形成瘢痕性狭窄等，应进行适当的手术。

(四) 绷紧——松弛练习

这是一种由医生指导患者，同一种矛盾的方法松骨盆肌肉，简单有效。方法：嘱患者尽可能地绷紧骨盆肌肉，维持3~4秒后再放松。这样患者先主动强烈地收缩骨盆肌肉，而后因不能长期维持收缩而进入相对松弛状态。

（五）阴道扩张疗法

阴道扩张发要在医生的指导下完成，具体方法：

1. 当医生在进行检查时，患者可以做腹部、大腿内侧和阴道口肌肉连续收缩和放松。通过这种肌肉收缩松弛锻炼，有助于无痛检查。

2. 检查时，医生戴手套，用涂以润滑剂的食指、中指，在肌肉松弛时伸入阴道，患者立即发生阴道、会阴部及臀部肌肉收缩，紧挤检查者手指，此时告诉患者做小便时阻断尿流的收缩。患者可回家自行锻炼，将自己食指伸入阴道，收缩以压紧食指，然后放松，这种以收缩放松来进行的锻炼，每次 20 下，每日 3 次。

3. 按上述训练一周后可进行阴道扩张，采用坐姿或仰卧位，两腿尽量向上弯屈，将食指润滑后慢慢插入阴道，尽可能达到深部，然后向膀胱、直肠及两侧壁方向移动，同时收缩肌肉，用力挤压伸入的手指。共 10 下，每日 2 次。

4. 用手指插入锻炼 2~3 周后，可改用塑料的柱状扩张器外涂润滑油代替手指，从小号轻柔徐缓地插入阴道，插入时嘱告患者用腹压用力向下，这样可使骨盆腔肌肉收弛，痉挛解除，扩张器能很容易插入阴道。每次 10 下以上，每日 2 次。

5. 然后可不断增大扩张器。当女性能应用大号扩张器时，应先让配偶用较小扩张器予以扩张。插入时由女性握住配偶的手，放入深度与速度由女性控制，锻炼 1 周。

6. 当扩张器与勃起阴茎相等或稍粗能顺利进行锻炼时，则可开始性交。性交前必须有足够的爱抚活动，使女性处于兴奋期，阴道充分润滑，性交采用女上式，妻子负责把阴茎插入自己阴道，要循序渐进。

这种方法并非是机械性扩张阴道口，完全是一种精神暗示疗法。医生必须做到细心耐心，并具有高度责任心。首先要得到患者的完全信任，告诉患者解除顾虑和紧张情绪，治疗应循序渐进，操作要轻柔缓慢，不要使用麻醉剂，否则反而使患者产生一种错觉，误认任何东西进入阴道若无麻醉时都会造成疼痛，影响治疗效果。

七、中医治疗

(一) 中医对阴道痉挛的认识

中医称此病为"阴缩"，论述不多，主要认为本病的发生主要是肾阴不足、湿热下注、肝气郁结所致。

(二) 辨证施治

1. 肾阴不足

症状：性交时阴道干涩痉挛，腰酸，五心烦热，盗汗，口燥咽干，舌红苔少，脉细数。

治疗原则：滋养肾阴，濡润止痉。

方药：六味地黄丸合左归丸（熟地 24 克、山药 12 克、山茱萸 12 克、泽泻 9 克、丹皮 9 克、枸杞子 12 克、牛膝 9 克、菟丝子 12 克、鹿角胶 12 克、龟板胶 12 克、甘草 9 克）。

加减：腰酸者加杜仲，川断；火旺者加黄柏；阴虚甚者加阿胶、玄参。

2. 湿热下注

症状：性交时阴道痉挛，少腹坠胀，赤白带下，阴肿，阴痒，小便短赤，舌红苔黄腻，脉弦数。

治疗原则：清化湿热，行滞止痉。

方药：龙胆泻肝汤加减（龙胆草 12 克、黄芪 9 克、栀子 9 克、泽泻 12 克、木通 9 克、车前子 9 克、当归 6 克、生地黄 9 克、柴胡 6 克、生甘草 6 克、木通 10 克、鱼腥草 10 克）。

加减：湿热甚者加苦参，败酱草；气郁者加香附，青皮。

3. 肝气郁结

症状：性交阴道痉挛，烦躁不安，胸胁胀闷，两乳胀痛，善太息，失眠多梦，舌苔白，脉弦。

治疗原则：疏肝解郁，理气止痉。

方药：逍遥散加减（柴胡 10 克、白术 10 克、白芍 15 克、当归 10 克、茯神 10 克、夜交藤 10 克、甘草 6 克）。

加减：气郁化火者加丹皮、栀子；气滞者加香附、橘叶等。

（三）单方、验方

1. 当归 15 克、桂枝 8 克、白芍 10 克、枸杞子 10 克、熟地 10 克、狗脊 10 克。水煎服。

2. 乌药 9 克、木香 5 克、柴胡 9 克、麦冬 10 克、龙胆草 9 克、沉香末 3 克（吞服）。水煎服。

（四）中药外治法

1. 蛇床子 20 克、黄柏 10 克、百部 20 克、蔓陀罗花 10 克、枯矾 10 克。煎水洗外阴，每日 1 次。

2. 天仙子 15 克、蔓陀罗花 1 克。水煎取药液 300 毫升，放冷。性交前洗阴部。

八、其他疗法

（一）气功疗法

性交前可练放松功。见第三章气功疗法。

（二）针灸疗法

性交前 20 分钟针刺合谷、神门、中极、关元、足三里、三阴交等穴。均采用弱刺激手法。

九、预防及护理

1. 男女双方共同学习一些性知识，消除心理上紧张，焦虑情绪。男性应多加安慰、爱抚。

2. 性交前要相互交流感情，互相接触身体和抚摸，以激起女性欲，到女阴道充分湿润后，才可性交。性交过程中，男性动作要轻柔徐缓。

3. 性交时宜采用女上式，以便女性控制阴茎插入的深度和力度，或阴茎纳入不动，有助缓解和消除痉挛。

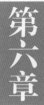

第六章

治疗性功能障碍的常用中药

　　对性功能具有治疗保健的中草药很多，现在又有各种各样的中成药和药酒。但以往都把这些药物归属于补益药和固涩药。其实，还有许多其他类的中药对性功能也有治疗保健作用，如安神类的远志，琥珀；祛风湿类的车前子；平肝息风类的蜈蚣；活血化瘀类的川芎、益母草等。在这里，我们只介绍一些常用的药物。

常用中成药

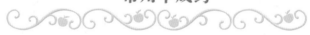

1. 六味地黄丸

本药和六味地黄汤的组成一样，具有补肾滋阴之效。主要用于治阴虚内热的遗精，同时伴有盗汗、口干舌燥、潮热、头晕目眩、舌红、脉细数症状。在此方基础上加知母、黄柏、即是知柏地黄丸，滋阴清热作用比六味地黄丸更佳。

2. 左归丸

本药是在六味地黄汤的基础上加减而成，有滋阴补肾之功。在补肾阴、益精血方面比六味地黄丸强，但清虚热的能力稍弱。主要用于真阴不足，精血亏损，而内热不明显的遗精，滑精、早泄较合适。

3. 大补阴丸

本药具有滋肾阴、降虚火的作用，适用于肝肾阴虚，虚火上火所致的遗精、盗汗、心烦易怒，骨蒸潮热，足膝痿软，舌红苔少，尺脉数而有力等症。但食少便溏，以及火热属实者，皆非本方所宜。

4. 龟鹿二仙胶

本药以鹿角，龟板为主药，鹿角益气壮阳，龟板滋阴填精。主要适用于肾中阴阳两虚，任、督精血不足所致的阳痿、遗精、两目昏花、腰膝酸软有效。

5. 肾气丸

本药在六味地黄丸的基础上加减而成。有温补肾阳作用。肾气丸是在六味地黄丸的基础上加少量的桂枝、附子温补肾中之阳，

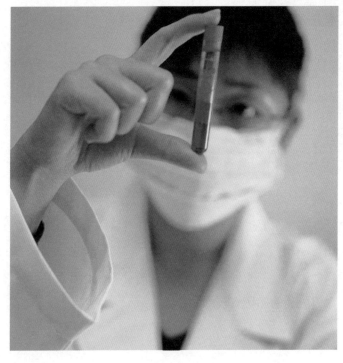

意在于微微生长少火，以生肾气，故本方温补之力较弱。对肾阳不足所致的阳痿、早泄、伴腰膝酸软、下半身常有冷感等症的患者，可长期服用。

6. 右归丸

本药是在《金匮》肾气丸的基础上的加减而成，加强了补益肾中阴阳的作用。所以本药具有温补肾阳，填精补血的功效。适用于肾阳不足，命门火衰所致的阳痿、遗精、气衰神疲、尿频、腰膝酸软等症，尤其对老年人、久病后的治疗作用更好。阴虚内热者忌服。

7. 金锁固精丸

本药有补肾涩精的功效，偏于温补肾阳，主要适用于阴精内亏，阴损及阳，下之虚惫的遗精滑泄，伴神疲乏力，四肢乏力等症。

本方多为收敛之品，偏于固涩。如属心、肝火旺，或下焦湿热所扰，以致遗精者，禁用。

8. 金樱子膏

本品仅用金樱子一味药，煎熬成蜜膏。对于不伴有其他症状的遗精、遗尿、尿频有较好的作用。对脾虚久泻也有一定的作用。最宜于胃肠功能较差的遗精。

9. 六合散

本药以肉苁蓉、巴戟天等补肾壮阳，猪腰子补精益髓，小茴香温肾散寒。主要适用于阳痿、遗精伴有脐腹冷痛者最为适宜。

10. 三肾丸

以鹿、狗、驴三种动物附有睾丸的肾入药。有大补肾阳之效。对于命门大衰的阳痿有较好的疗效。

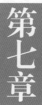

第七章

性功能障碍患者的饮食起居

科学的饮食和良好的生活习惯对一个人的身心健康都非常重要。有很多人在生活上无规律，饮食不注意营养的合理调配，想吃什么就吃什么，作息毫无规律，不进行适当的体育锻炼，最终会导致疾病缠身，相反，合理的饮食和养成良好的生活习惯会有助于患者的治疗和康复，性功能障碍患者也不例外。

科学的饮食和良好的生活习惯对一个人的身心健康都非常重要。有很多人在生活上无规律，饮食不注意营养的合理调配，想吃什么就吃什么，作息毫无规律，不进行适当的体育锻炼，最终会导致疾病缠身，相反，合理的饮食和养成良好的生活习惯会有助于患者的治疗和康复，性功能障碍患者也不例外。

第一节　性功能障碍患者的饮食调配

饮食疗法对改善性功能，治疗性功能障碍具有很好的作用。近几年来，以增进和改善性功能为目的的营养保健食品层出不穷，受到国内外的欢迎。通过食物来治疗性功能障碍有较好疗效的食品，已取得了可喜的成果，不过在选择食疗治疗性功能障碍，应掌握一些基本原则。

一、多吃富含优质蛋白质的食物

鱼及大豆制品中含有较多的精氨酸，长期食用可有强精之功效，是一种具有催化作用的蛋白质，而营养状况不良会使人体内的活性下降，从而导致性欲下降。此外，优质蛋白质还可促进人体对锌、铜、锰等微量元素的吸收和利用，体内缺乏锌，也会使性欲减退。

二、适当食用一些脂肪

必需脂肪酸缺少时，如严格限制脂肪的食品，可导致成年人的性功能减退。但是食用脂肪过多会导致肥胖，又可诱发糖尿病和心血管疾病，因此要适量。

三、饮食不宜多食辛辣

辛味，是指辛香味，也就是我们常说麻味、辣味。其共同特点就是气味浓烈，刺激性强。辛味食物在三餐中以调料居多，如葱、姜、蒜、花椒、胡椒、辣椒、大料、陈皮、芥末等。除了调料，还有青萝卜等蔬菜。辛味食物有刺激食欲、健脾开胃一面，也有发散、行气、活血的作用。体虚人群不宜多食辛。辛味能散能行，能耗散正气，故气虚之人不要多食辛味之物，以免更伤正气。

四、饮食忌咸忌冷

咸可提味，但过咸可伤津，津伤则耗神，不利于助阳。人到中年，阳气沥耗，命门火衰，更应趋热避凉，即使是夏季也不可过分贪食凉性食物。如菱角，最发冷气，损阳。兔肉虽能美容，但其性凉，多食损元阳，损房事。故少食为好。

五、饮食时勿偏食择食

偏食会导致营养不良，而使男子精子缺乏，精液凝聚。

补药的选择要具有针对性，即对症下药，不可千篇一律。

饮食疗法具有一定的适用范围，并要结合自己的饮食习惯，其主要作用是增强体能，提高身体的防病抗病能力。对疾病有一定的辅助治疗作用，尤其适合于年老体衰、平素体弱、病后的恢复期。健康人长期服用，对维护健康，延缓衰老有着任何药物不可替化的积极作用。

第二节　有益于性功能障碍患者的饮食

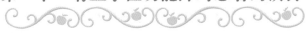

一、对性功能有益的食品

对性功能有益的食品很多，下面我们分类列举一些主要常见的食品。

（一）植物类食品

1. 芝麻：又称胡麻，由于从西域传入中国而得名。芝麻有黑、白两种，临床多用黑芝麻。日常生活中经常单独食用，少佐白糖或精盐，每日少量服之，久服对身体大有补益。

2. 核桃：又名胡桃，入药称胡桃肉。性味甘、平、微温，能补气养血，润燥化痰，益命门、利三焦。核桃可作为男科病患者的日常服用食疗药品。日服核桃仁 60 克，3 个月之内即见成效，从体质到精神都渐强健。核桃生吃亦可，炒后更香。

3. 韭菜：又名阳起草，是人们最熟悉的蔬菜之一。性味辛温，质嫩，气味宜人，有较好的补肾助阳作用。对肾阳不足的阳痿，遗精有一定的辅助作用，可用韭子研面，早晚各服 10 克。

4. 粳米：久煮取其汤汁，俗称"米汤"，据说它可代参汤，补液填精，可治疗男子精冷不孕。

5. 栗子：又名板栗。性温味咸。对于遗精、带下清白、腰酸痛等，与猪肾同食之，有很好效果。

6. 苦瓜：是一种以东印度传入我国的食品，皮清白，淡绿，成熟后橙黄。因果皮外有瘤状突起，俗称癞葡萄。性味苦寒，具有除邪热，解疲乏，清心明目的功效。苦瓜子则能益气壮阳。由于苦瓜能祛邪热，苦瓜子能壮阳，所以对于湿热下注型的阳痿有益，可用苦瓜子炒熟研面，每次 10 克，每日 3 次，10 天为一个疗程。

（二）动物类食品

1. 羊肉：性味甘热对于肾阳不足的阳痿患者，可照此法服用：羊肉适量，切片作羹，加大葱、生姜、虾米，焖熟后食用。或用羊肉 250 克，羊肾 3 对，葱白一茎，枸杞子 500 克，调味煮成汁下米作粥食用。

2. 狗肉及狗鞭：凡下元虚寒、带下清稀、宫寒不孕、阳痿、遗精、性功能低下者，都可食用。狗鞭对男女的性欲低下、阳痿、早泄均有很好的效果。作药用时常入丸散、或浸药酒。

3. 鱼：鱼的种类很多，在这里我们仅列举几种对性功能有保健作用的常用食用鱼。

黑鱼，又称乌鱼。能补肾阳，益精髓。男女下元不足的性功能减退。均可食用。

鳗鱼，又称白鳝。很多书中都记载它能"起阳"。现代人认为鳗鱼中含有大量精蛋白，具有强精作用。

鲤鱼，具有补肾壮阳作用，尤其是鱼卵和精子，都有壮阳益精的作用。

桂鱼，补虚劳，益脾胃。常食有提高性欲作用。

鱼鳔，即鱼白。有较强的滋阴助阳和涩精作用。对阳痿、遗精都有极好的效果。

泥鳅，又名鳟鱼。性味甘平。常食对性欲有促进作用。

4. 虾：虾有海虾和河虾之分，但对促进性功能来说，以服食海虾为好，其中以对虾为食中上品。

海虾性味甘、咸、温，可补肾气，壮阳道，是强阳壮精的食品。对肾虚下寒的阳痿、遗精等性功能低下者，均有良好的滋补作用。

5. 海参：有类似人参的补益之性。对阳痿、遗精、精血亏损者，有补益作用。

海参品种很多，以刺参、梅花参为上品。海参食法也很多，用于食疗时，可用海参、羊肉切片共炖，加盐、姜服用。

6. 淡菜：其性味温咸，能补肝肾、益精血、强阳事、消瘿瘤、止崩带。淡菜对阳痿兼精索静脉曲张、遗精、前列腺肥大、带下、崩漏都有作用。每日 20 克煮汤，常服有效。

（三）其他类食品

1. 禽蛋：经常食用的禽类蛋有鸡蛋、鸭蛋、鹅蛋、麻雀蛋、鹌鹑蛋等。蛋有蛋白和蛋黄，蛋白中含有丰富的蛋白质，蛋黄中含有丰富的卵磷脂。对性功能补益最大的当属麻雀蛋，鸽蛋次之。对肾虚阳痿、早泄、虚咳都有一定的治疗效果。

2. 蜂王浆：蜂王浆能提高人的性激素和延年益寿。现在蜂王浆及其制品已成为人们日常的高级营养滋补佳品。

二、对性功能有益的菜谱

有益于性保健方面挑选少量确有实效的菜谱如下。

（一）肉禽类

1. 生焖狗肉

原料：带骨狗肉 1500 克，蒜苗 100 克，姜片 50 克，鸡清汤 1500 克，花生油 50 克，精盐、酱油、味精、红糖、料酒、陈皮、豆瓣酱、蒜泥、辣椒各适量。

功效：温肾补阳，补脾健胃。

应用：适用于遗精、阳痿、早泄、遗尿等症。老年体弱者尤宜。

2. 红枣煨牛鞭

原料：牛鞭一根（约 500 克），红枣 100 克，母鸡肉 250 克，猪肘肉 100 克，生火腿 50 克，油菜心 10 棵，虾仁 5 克，精盐、味精、料酒、酱油、胡椒粉、湿淀粉、葱、姜、蒜各适量。

功效：补肾壮阳，健脾益气

应用：适用于肾阳虚的阳痿及性欲低下者。

3. 红扒羊肉

原料：羊肋条肉 750 克，香菇 50 克，红枣 30 克，去皮荸荠 200 克，高汤 1500 克，花生油 1000 克，陈皮、姜片、葱条、精盐、味精、胡椒粉、芝麻油、酱油、姜汁酒、黄酒、湿淀粉等各适量。

功效：补虚祛寒，助阳生精生血。

应用：深秋和冬季经常食用，对性功能有保和增强之效。妇女食之，也可补血益气。但妇女怀孕期间，最好少服，以免致胎热不安。

4. 芙蓉鹌鹑丁

原料：鹌鹑肉 200 克，胡萝卜 25 克，冬笋片 25 克，花生油 40 克，蛋清 1 个，料酒、精盐、味精、葱、姜、白糖适量。

功效：补肾壮腰，益肺定喘。

应用：用于肾虚阳痿早泄、房事后腰痛，气喘、肺肾两虚的久咳久喘等。

5. 五元鸽

原料：肉鸽 1 只，红枣（去核）、桂圆肉、荔枝肉、去心莲子、枸杞子各 10 克，料酒、精盐、姜、味精等适量。

功效：补肾益精、补气养血。

应用：用于肾虚阳痿、精亏血少，气血不足。还可延年益寿。

6. 核桃仁鸡丁

原料：鸡肉 750 克，核桃仁 100 克，鸡蛋 3 个，料酒 10 克，精盐、味精、胡椒粉、麻油、猪油、葱、姜、蒜、白糖、湿淀粉等各适量。

功效：温肾壮阳，滋阴润肠

应用：肾阳虚所致阳痿、遗精、腰酸、足软，小便频数、大便秘结者为宜。

（二）素菜类

1. 韭菜炒鸡蛋

原料：鲜韭菜 200 克，鸡蛋 2 个，芝麻油 1.5 克，精盐少许。

功效：益肾壮阳，滋阴定喘。

应用：对肾虚阳痿、遗精、腰膝酸软，肾虚咳喘有一定疗效。

2. 食盐炒黑芝麻

原料：黑芝麻 120 克，精盐少许。

功效：益肝肾，填精髓，乌须发，明耳目，润五脏，坚筋骨。

应用：每日 120 克，分次服食，久服对增进性功能和延缓衰老有很好的效果。

3. 家常芋头

原料：芋头 750 克，猪油 50 克，豆瓣 30 克，骨头汤或清汤 1000 克，精盐、味精、酱油、蒜、淀粉等适量。

功效：益气补肾，补精填髓，消瘀散结。

应用：对性功能低下兼淋巴结核者为宜。

4. 乌豆腐皮汤

原料：乌豆（黑大豆）50 克，腐皮（腐竹）50 克。

功效：补肾益精止汗。

应用：肾虚伴性功能低下、自汗、盗汗者最宜服用。

（三）水产类

1. 姜葱烧鲤鱼

原料：鲤鱼一条（约 750 克），姜块（捶裂）100 克，葱段 100 克，蚝油 10 克，酱油 20 克，料酒 30 克，湿淀粉 20 克，高汤 750

克，花生油 150 克，蒜泥、陈皮、精盐、味精、胡椒粉、白糖、芝麻油等等各适量。

功效：滋阴壮阳，补肾益精。

应用：对男性阳痿、早泄、性欲低下、女子性冷淡、妊娠浮肿、胎动不安均有一定疗效。

2. 清蒸桂鱼

原料：桂鱼一条（约 750 克），葱二根条，熟瘦火腿 20 克，姜花 8 片，浸发香菇 30 克，香菜 10 克，高汤 300 克，熟猪油 100 克，精盐、味精、胡椒粉、芝麻油、绍酒、湿淀粉等各适量。

功效：补虚劳，益精血。

应用：对久病体弱、年老精衰的性功能减退者适宜。

3. 红焖甲鱼

原料：甲鱼（团名）一个 750 克，五花猪肉 60 克，浸发香菇 10 克，姜片、蒜瓣、精盐、红辣椒、味精、胡椒粉、猪油、香油、料酒、酱油、高汤等各适量。

功效：益气补血、滋阴凉血。

应用：性功能低下及遗精、虚热者宜服用。

第三节　对性功能有益的药膳

一些常见的药膳：

1. 杜仲煨公鸡

原料：仔公鸡 1 只（约 500 克），杜仲 30 克，葱、姜、精盐适量。

功效：补益肾气，振兴阳事。

应用：适用于肾阳不足所致阳痿、早泄、遗精、滑精等症。

2. 龙眼山药粥

原料：龙眼肉 5 枚，淮山药（洗净去皮）50 克，粳米 50 克。

功效：补肾健脾，养心安神。

应用：适用于阳痿伴心悸、乏力、性欲淡漠等心脾两虚者。

3. 泥鳅炖豆腐

原料：新鲜泥鳅 500 克，豆腐 250 克。

功效：清热利湿。

应用：适用于早泄伴有口苦纳呆、胸闷胁痛、小便黄赤、阴囊湿痒者。

4. 韭菜粥

原料：新鲜韭菜 30~60 克（或用韭菜籽 5~10 克），粳米 63 克，细盐少许。

功效：补肾壮阳，固精止遗，健脾暖胃。

应用：适用于肾虚所致的阳痿、早泄、遗精等症。

5. 山药粥

原料：生山药（去皮为糊）60 克，白米 60 克，酥油、白蜜适量。

功效：补肾精，固胃肠。

应用：凡属肾之精气不足，脾失温煦而致的腰酸腿痛，遗精，带下，食欲欠佳，大便大实等症均可适用。

6. 金樱子粥

原料：金樱子 30 克，粳米 50 克。

功效：益肾固精。

应用：适用于肾虚精关不固而引起的遗精、滑泄，或下元不足的脱肛及女性子宫下坠等症。

7. 赤小豆粥

原料：赤小豆 30 克，白米 50 克，白糖适量。

功效：除湿热，利小便。

应用：适用于湿热久蕴之不射精症。

8.桃仁粥

原料：桃仁（去皮尖）10 克，粳米 50 克。

应用：适用于瘀血阻滞所致的男性不射精、射精疼痛，女性性交疼痛等症。

第四节　养成良好的生活习惯

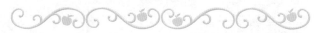

对于性功能障碍患者，及时去找医生诊治是十分必要的。但由于引起性功能障碍的病因复杂，有很多的与自身的不良生活习惯有关，所以养成良好的生活习惯对性功能障碍的预防和自我保健都非常重要。下面，我们将从这个方面谈几点建议：

一、戒烟酒

吸烟、喝酒在我国不同年龄层次都相当普遍，而烟、酒对性功能的影响就不是人人皆知。酒对性功能的影响，后面我们有专门章节论述，在这里则说明一下烟对性功能的危害。

吸烟对人类的健康危害很大，吸烟的男性可导致阳痿、勃起缓慢、勃起能力减退，主要是因为长期吸烟可阻碍阴茎的血液循环。

二、生活起居有常

生活有规律，起居有常，是保持身体健康不可缺少的条件，而

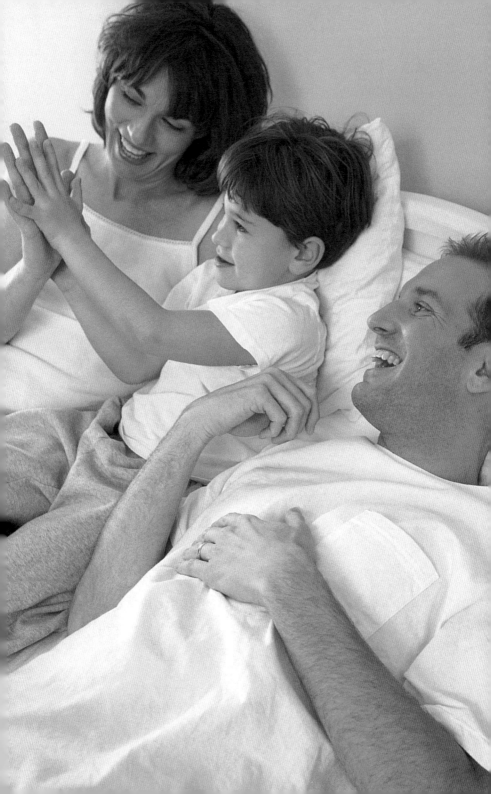

只有健康的身体，才是性功能正常的根本保证。身体的强壮与衰弱是性功能盛衰的物质基础。特别是中老年时期的性功能的好与坏，更与生活起居有无规律关系更为密切。主要是因为中老年人本身性功能就开始衰退。一般中年人多易导致生活失调，是因为中年人大多为单位的中坚分子、家庭的支柱，因此工作繁重、家庭负担重，精神紧张，起居失调，它会使人体内的"生物钟"紊乱，既对人的神经系统、消化系统影响严重，对人的性功能危害也是很重的。

如果长期生活失调，对人的心理也会造成不良的影响，使人的情绪变得易怒、急躁、焦虑、烦恼等，而这些现象反过来又影响性功能，使性功能障碍更加严重。因此，大家一定要生活有规律，但这并不是要人生活变得呆板，一成不变，而是要从个人的身体状况及环境出发，处理好休息和工作，脑力劳动和体力劳动、体育锻炼之间的关系，紧张和放松的关系，恰当地安排好饮食和睡眠的时间。一旦形成规律，就要长期坚持下去。

三、要心胸开阔，养心调神

中医认为"心为情欲之府也"，"精神统于心"，心神为形体五脏六腑之主宰，所以心胸开阔、养心调神是治疗和预防性功能障碍的重要手段。

在临床上，由于七情（喜、怒、忧、思、悲、恐、惊）损伤造成的性功能障碍，及胡乱猜想，心胸狭小而引起的夫妻性生活不协调都很常见。《景岳全书》中指出："凡思虑焦劳，忧郁太过者多致阳痿。凡惊恐不释者，亦致阳痿。"如有的患者因性生活环境不好，怕被别人看见或听到声音等，产生心情紧张、恐惧、害怕的心理，可导致性欲减退；有的患者因初次性交不顺，后来就产生一种害怕的心理，从而导致性欲减退；有的患者因自己的爱人出外办事

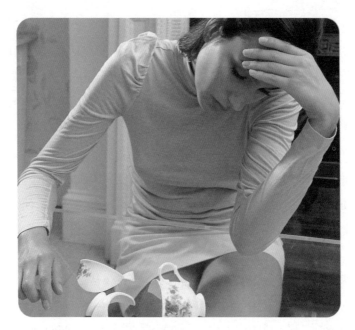

或工作忙晚回了家，就产生猜疑，从而多思乱想，萎靡不振，对自己的爱人性欲冷淡，阳事不举等。

精神因素是性功能障碍的主要致病因素之一。遇到不顺心的事，一方面我们要积极去解决，另一方自己要心神安定，胸怀豁达，不要为其所缠绕，更不要自寻烦恼。

四、要节欲养精，不要纵欲过度

中医学认为，房事生活既不可无，也不可放纵而无所顾忌。适度的性交有防病健身，延年益寿之功；而贪情纵欲，则有耗伤肾精，早衰损寿之害。

古代医家十分重视纵欲的危害。《千金要方·房中补益》中指出："所以善摄生者，凡觉阳事辄盛，心谨而抑之，不可纵心竭意以自贼也。若一度制得，则一度火灭，一度增油；若不能制，纵情施泻，即是膏火将灭，更去其油，可不得自防。所患人少年时不知道，知道亦不能信行之，至老乃知道，便以晚矣，病难养也。"《遵生人笺》中指出："欲多则损精，可保者命，可惜者身，最重者精，肝精不因，目眩无光，脾精不变，肌肉消瘦，肾气不固，神气减少，肾精不坚，齿发浮落，若耗散真精不已，疾病随生，死方随至。"这都说明了养精的重要性。特别是老年人，于色欲更当慎之，不可恣意强所不能。

房事无度，纵情纵欲，不仅可产生倦怠神疲，心悸头昏等症状，而且可引起神经衰弱及性功能障碍等疾病。如房事过度而致肾精不足、肾气不固，可见月经不调、腹痛带多、腰膝酸软、头晕耳鸣、健忘乏力，小便频数等症状。但何谓适度吗？在青壮年期间，特别是初婚阶段，每周2~3次，到中年，每周一次，中年以后，数周或数月一次也很普通。大多数夫妻是采用每周1~2次性生活，并以不引起疲劳或不影响第二天的学习和工作为原则。

总之，节制性欲，房事适度，是人抵抗疾病，保持性功能正常，健康长寿的根本。

五、要衣着得当

随着生活水准的提高，人们越来越注重衣着打扮。如果在衣着上不注意，也会对人体健康有影响，包括对性器官的影响。

许多青年男女都喜欢穿紧身裤，尤其是女性，紧身裤裹紧前阴和臀部，这对男女性器官非常不利。对于男性，紧身裤裹紧前阴使男性性生殖器处于重度压迫之中，由于局部紧裹，使外阴的透气性和透湿性下降，长此以往可以发生阴囊湿疹及附睾炎。另外睾丸长期处于紧紧包裹之中，一方面不利于生精，另一方面会因阴囊温度升高而致精子死亡。女性长期穿紧身裤可造成阴道炎等。

有些女性喜欢穿尼龙丝三角内裤，可以充分体现女性的形体美，但其透气性差。经常穿化纤内裤，很易诱发外阴搔痒症、阴道炎、尿道炎等，主要是因为女性会阴部皮肤细嫩，又有大量褶皱，加之阴道内白带流出，如果透气、透湿性差，会给细菌带来繁殖的机会。

有些乳房较小的女性，希望通过海绵乳罩使自己的胸脯挺拔起来，但海绵内绦纶纤维可致皮肤过敏。另外，过度束胸，也不利于乳房发育。

因此，为了维持性器官健康，男女在衣着上应注意：不宜长时间穿紧身衣裤，应与较宽松的衣服交替穿。在选择内裤时，应以纯棉纺织品为好。女性在选择胸罩时，应注意合体，在夜间睡眠时，应及时摘下胸罩。

第八章 常见病与性功能障碍

和谐的性生活对维持夫妻感情恩爱、家庭幸福美满，是一个非常重要的因素。性生活的和谐，不仅有利于夫妻双方的身心健康，而且还能促进双方工作和学习。但是，夫妻双方要达到和谐的性生活，与很多因素有密切关系。其中，疾病是影响性生活的一个重要因素，有些疾病可影响患者的性行为及性功能，而导致性功能障碍。本章介绍了导致性功能障碍的常见病以及防治。

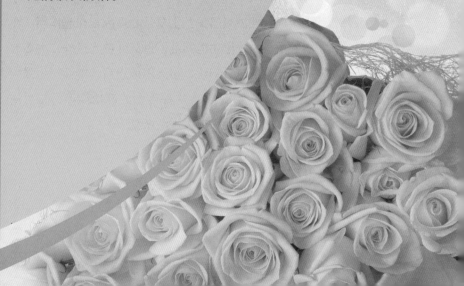

第一节　疾病对性功能的影响

　　和谐的性生活对维持夫妻感情恩爱、家庭幸福美满，是一个非常重要的因素。性生活的和谐，不仅有利于夫妻双方的身心健康，而且还能促进双方工作和学习。但是，夫妻双方要达到和谐的性生活，与很多因素有密切关系。其中，疾病是影响性生活的一个重要因素，有些疾病可影响患者的性行为及性功能，而导致性功能障碍。但是，除某些器质性损伤外，大多数患者的性功能异常都是由心理因素引起的，一部分患者是把注意力集中在原发病上而出现的暂时性性欲丧失，有的是存在恐惧心理，怕引起新的或加重已有的疾病，配偶也害怕发生意外，双方都不敢进行性生活。这种情况可持续到原发病已经痊愈或康复后很长时间。这样，配偶的性欲长期得不到满足，可能导致双方感情破裂，家庭危机。

　　疾病对性功能的影响多种多样，通常表现为以下几种形式：

一、性欲减退

　　患者为什么会出现性欲减退呢？主要是心理因素在起作用。在临床上，除了少数由于内分泌功能紊乱，造成性欲亢进外，大多数患者由于对疾病的严重性过分担忧，整天思前想后，继而产生强大的精神压力，最后导致性欲减退。这种类型的性功能障碍是可逆的，只要疾病治愈，患者的性欲亦可逐渐恢复。

二、勃起和射精障碍

　　阴茎的勃起和射精，除了需要健全的生理功能外，与心理因素也息息相关。对病证的过分忧虑和精神压力的持续存在，不仅可使性欲下降，严重者还可波及到勃起和射精功能，而造成阳痿和早泄。如果这样，患者在病愈后，心理状态未及时得到调整，性功能障碍会持续很长一段时间。

三、性生活时的活动障碍

当发生骨折，肌肉、皮肤、内脏器官的急性损伤时，患者常难于进行已熟悉或习惯的性生活。但这些大多都是可逆的，主要是因为疼痛而妨碍性交，随着疾病的康复，大多性功能可以恢复。

四、对性生活的恐惧和逃避

对于那些身患重病的人，最害怕的是病情复发，再加之医学知识的缺乏，如"一滴精，十滴血"等错误思想观念，而害怕性生活会加剧或恶化病情。由于担心害怕而对性生活和性欲产生紧张、负疚、恐惧和逃避的心情，长期得不到性满足而引起夫妻间关系复杂化。

影响性功能的常见病很多，我们不可能一一叙述。下面我们主要选择一些与性功能、性生活关系十分密切的几种疾病，主要从疾病与性关系，以及性生活保健两个方面阐述。

第二节　糖尿病

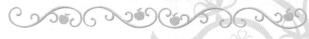

一、糠尿病简介

糖尿病是一种慢性的内分泌疾病，主要是由于胰岛素绝对或相对不足所致的糖、蛋白质、脂肪、水和电解质等物质代谢失调。主要特点是高血糖。典型症状为"三多一少",即多饮、多食、多尿、同时伴体重减轻。如果糖尿病未得到及时诊断和血糖的有效控制,可引起周围神经、自主神经、微小血管的损害,从而造成心脑、肾、视网膜、神经、血管病变,且易发生感染。严重者可出现酮症酸中毒。

二、糖尿病与性功能

性功能障碍是男女糖尿病患者常见症状。男性糖尿病者阳痿发生率高达 40%~60%,病程越长,发病率越高,症状越重。多数糖尿患者的阳痿是逐渐发生的,早期仅仅是阴茎勃起不够坚挺,即所谓举而不坚,但仍能插入阴道进行性交,可以射精,存在性高潮。但随着病程延长,最后可发展为完全性阳痿。

三、性生活保健

糖尿患者的阳痿和发病过程除心理因素外,主要为周围神经、自主神经和周围动脉病变所致。周围神经病变可降低阴茎的触觉感受,从而降低其勃起反应,自主神经病变则失去对勃起组织血管的调控作用;周围动脉的病变,则影响阴茎的供血,最终导致勃起功能障碍。另外,糖尿病发展到后期,使脑下垂体和睾丸发生病变,引起功能减退,睾固酮分泌减少。

少数糖尿病患者（1%~2%）可发生逆行射精,即性高潮时精液不从尿道口射出,而是逆流到膀胱。这是因为支配膀胱颈的自主神经纤维发生病变,本应在射精期间闭合的膀胱颈仍保持开放状态。此时性高潮的快感不受影响,只是没有精液射出,如在性交后检查排出的尿液,发现大量精子便可确诊。

　女性患者因糖尿易发生真菌性外阴阴道炎、外阴搔痒、白带增多而影响性欲及性快感。如无感染情况，性欲及性兴奋阶段的阴道润滑均可正常，但患者后因血管神经病变而致性高潮丧失者占 1/3，严重者可影响阴道润滑，出现阴道干燥而发生性交困难。

　　糖尿病患者可进行正常的性生活，性生活过程不会加重病情，但当糖尿病出现严重并发症时，则健康配偶要体谅，不能勉强行事，否则会发生不良后果。总之糖尿病患者应该早期明确诊断，控制血糖，使病情延缓发展：一般性功能障碍症状可推迟出现，甚至直到老年，性功能才逐渐丧失。

　　糖尿病患者仍有性欲，有些患者由于过分担心自己会丧失性功能，因而加剧了阳痿的发展，所以对患者要予以鼓励，树立信心。对糖尿病引起的性功能障碍治疗，应遵循对因治疗的原则：

　　1. 积极、早期、有效、平稳地控制血糖，控制饮食，制止和延缓糖尿病的发展。这是基础治疗，非常重要。

　　2. 阳痿可以是糖尿病的较早期症状之一，又因为糖尿病患者的阳痿发病率高，所以，一旦出现阳痿现象，应该进行糖尿病的常规检查。如果证实患者有糖尿病，必须积极治疗，认真控制饮食，有规律的服用降糖药物。有的可以短期应用雄性激素，有助于提高性欲及勃起能力，但切忌滥用和长期应用。糖尿病得以控制，阳痿的症状也可获得改善。如果进行治疗后未收到效果，同时伴有性欲减退，但糖尿病已得到了有效的控制，此时应考虑精神因素，必须消除焦虑、恐惧和紧张情绪，妻子应给予安慰、鼓励和配合，使患者树立信心。

　　3. 糖尿病患者病程持续过久，虽然血糖得以控制，但阳痿依然存在，不仅在性交时，就连在夜晚或清晨也无阴茎勃起现象，这时已属于器质性阳痿，可能与神经、血管的损害或内分泌功能紊乱有关，此时应去医院详细检查，找出病因，然后对症治疗。

4. 女性糖尿患者也应积极地治疗糖尿病，当病情得到控制后，性功能障碍也得到改善，同时要合理地应用药物、彻底治疗阴道炎。出现萎缩性阴道炎或阴道干涩的患者，可适当地服用动情激素，也可用一些阴道润滑剂。

5. 性唤起和性功能的维持需要良好的气氛、方法和夫妻间的密切配合，不要责怪对方，应给予安慰和鼓励。

6. 糖尿病是一种慢性病，常伴有全身性并发症，尤其当心、脑、肾受到严重损害时，性生活不宜过度，情绪也不宜激动。

第三节　高血压

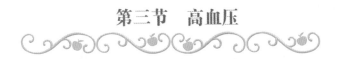

一、高血压简介

高血压是以动脉血压升高为特征，并伴有动脉、心、脑、肾病变的一种全身性疾病。目前把高血压分为原发性和继发性两大类，原发性高血压就是我们所说的高血压，病因尚未明确，是以血压升高为主要表现的一种独立疾病。继发高血压是某些疾病的一种表现，如肾小球肾炎，嗜铬细胞瘤、原发性醛固酮增多症等。但血压到底超过多少才能算是高血压呢？目前多采用世界卫生组织（WHO）所颁布的标准：成年人收缩压大于或等于140毫米汞柱，及或舒张压大于等于90毫米汞柱均可诊断为高血压。

二、高血压与性功能

轻中度高血压患者，如果自觉症状不明显，血压不过高，正常性生活不会影响疾病，可以和健康人一样过夫妻生活。

高血压患者出现性功能障碍，既可能是疾病本身的影响，也可能是服用降血压药的不良反应所致。有人曾做过高血压对性功能影响的研究。将应试者分成三个年龄相当组：甲高血压服药治疗组；乙高血压未用药组；丙血压正常对照组。结果表明阳痿的发病率分别为24%、17.1%、6.9%；射精障碍的发病率分别为25%、7.8%、0%。从以上结果可以认为：甲组可代表高血压+降压药物的作用；乙组可以表示高血压本身的作用；丙组代表自己有高血压的心理反应。

高血压对性功能有一定影响。长期高血压可造成动脉硬化症，使下半身的血流量减少，从而影响男性阴茎的勃起功能，这就是为什么一些高血压人在性生活上常有力不从心的感觉的主要原因。长期患病者，可出现头昏、头痛、眼花等脑部症状。这样会降低男女患者对性生活的兴趣和对性的欲望。

降血压药是引起性功能障碍的最多药物，如利尿降压药中的利尿酸、呋塞米、安体舒通等均可导致男性性功能减退、阳痿，女性月经不调、乳房松软等症。甲基多巴也是常用降压药，它也是一种强烈性功能抑制剂。胍乙啶是一种抗肾上腺素药物，在降压同时可使男性射精抑制，勃起困难和阳痿。利血平有较强的镇静作用，也能间接地降低性欲。另外，高血压由于情绪激素、烦躁、紧张、易怒、头痛、失眠等高级神经中枢失调的症状，可能常服用一些镇静安眠药，其中较多的有地西泮、利眠宁，这些药物若剂量过大，均可导致性欲降低和阳痿。

三、性生活保健

1. 应积极有效地控制高血压，防止长期高血压导致的动脉粥样硬化、心、脑、肾等病变，这些病变势必会影响性功能。如果阴茎动脉发生动脉硬化、狭窄，从而使阴茎供血不足而造成勃起困难和阳痿。

2. 轻、中度高血压患者可以和正常人一样过夫妻性生活，但一定要注意性生活的频率，持续时间，不易过于激动和兴奋，对此做适当调整，并应取得配偶的配合，保持性生活的和谐。

3. 重度高血压，并伴有心、脑、肾病变者，原则上应禁止性生活，因为有诱发脑血管意外和心肌梗死的危险。如果自觉病情比较稳定，又有性的要求，偶而进行一次房事也不是绝对不可以，但切忌过分激动，必须循序渐进。

4. 服用降压药宜有所选择，如果出现性功能障碍，应与医生说明情况，调整用药。不能自作主张停药，不规则用药会促进高血压的发展，这样对性功能会更加不利。

5. 高血压患者要学会自我调理，饮食宜清淡，少吃高脂、高胆固醇食物，不喝酒、不抽烟，心情要舒畅，情绪不宜大起大落，尽量减少情绪波动，不因性生活顺利而过于亢奋，也不必为偶而发生性功能障碍而过分烦恼焦虑。

第四节　冠心病

一、冠心病简介

冠心病即冠状动脉粥样硬化性心脏病，又叫缺血性心脏病，是由于供养心肌冠状循环发生改变，引起冠状血流和心肌需求之间不平衡而导致的心肌损害。其主要的病变基础是冠状动脉粥样硬化，并在此基础上发生痉挛，狭窄或闭塞，使心肌发生急性暂时性或慢性持续性缺血、缺氧。

二、冠心病与性功能

心绞痛患者的性生活应视病情轻重和全身情况而定。如果心绞痛不经常发作，症状也不严重，持续时间短，同时，患者年龄不超过 50 岁，身体素质较好，能从事中等程度的体力劳动，休息时心电图无异常，可以与健康人一样地过性生活，对此不必有过多的焦虑。对于病情不稳定，在 3 个月之内心绞痛的诱因、发作频率、疼痛性质和程度经常变动，呈进行性增剧的非稳定型心绞痛，由于较易发生心肌梗死，所以对性生活要特别慎重。

患心肌梗死后，性生活的频率有所下降。有一份调查表明，在 20 名患者中，只有 5 人维持正常的性生活，有 7 人性生活完全停止，另外 8 人性生活次数大大减少。患心肌梗死后，引起性功能减退的病因，目前无法用器质性病变来解释，多数是患者全身一般情况较差，害怕性交会引起心肌梗死的复发，情绪上表现为焦虑、抑郁、缺乏自信，因而对性的要求有所减少。

传统认为心肌梗死后 3~6 个月内避免性生活，理由是正常性生活高潮时，心率可达每分钟 110~140 次，呼吸频率每分钟可达 40 次，收缩压和舒张压可分别升高 5.3~8.0 毫米汞柱和 2.7~5.3 毫米汞柱，这种改变对一个新愈的患者来说完全可以诱发心肌梗死。可是也有报道称，上述心率血压变化仅在高潮来临瞬间，持续时间很短（不超过 15 秒），心电图显示性生活时的心肌缺血程度并不比日常工作时严重。

总之，心肌梗死患者恢复性生活的时间，应根据患者发病情况、病后体力恢复情况而定，不能千篇一律。

三、性生活保健

1. 要树立自信心，要相信自己经过适当的体育锻炼和日常家务活动，完全可以承受性交时所需的活动量，不要畏惧担心。

2. 性交姿势宜采取半卧位，以减少回心血量，减轻心脏负担。在病后开始恢复性生活，患者宜取下位，这样可以避免患者过多的活动，甚至患者可以不活动以减轻心脏负担。

3. 饱餐、酒后切勿性交。饱餐后血液集中在胃肠，影响心脏血液供应；酒精降低心脏功能，增加性交危险。

4. 性交时如感到胸闷、胸痛、气急等症状时，应立即停止性交，并立即服用硝酸甘油。

5. 性生活不宜过急，过于费力，动作过猛，持续时间不宜超过 30 分钟，尽量避免双臂支撑身体太久。

第五节　慢性肾衰竭

一、慢性肾衰竭简介

慢性肾衰竭是由多种慢性肾脏疾病引起的一个综合征。主要表现为肾实质损害，逐渐出现肾脏的排泄和调节功能失常，从而产生一系列的蛋白质代谢产物潴留及水、电解质代谢紊乱。

慢性肾衰竭的治疗，在早期目前仍以肾上腺皮质激素、免疫抑制药为主。晚期应进行透析治疗，透析有腹腔透析和血液透析，透析的目的主要是清除体内的代谢产物。腹腔透析经济、简单、方便，教会患者就可自行做，但需要透析次数多。血液透析对技术要求高、价格昂贵，疗效好，一星期只需 1~2 次。在进行以上治疗同时，还需注意休息、预防感染、消除病灶，水肿明显及高血压者应给予低盐饮食及利尿。在经上述治疗后，病情仍未得到控制，则需进行肾移植。

二、慢性肾衰竭与性功能

慢性肾衰竭的患者在性功能障碍方面反应比较一致而普遍，其损害程度与尿毒症的严重程度成正比。男性患者多表现为阴茎勃起困难或不能持久勃起、性欲低下或射精障碍。女性患者多表现为对性生活缺乏兴趣，性生活频率减少，性高潮减弱或丧失，月经紊乱，乳腺萎缩，乳房变小变软，阴道润滑不良，阴道黏膜萎缩。未经治疗的慢性肾功能衰竭患者，其性功能减退极为显著。有数据表明，尿毒症患者的性欲和病前比较，男性减退者占 90%，女性占 80%。如果治疗主要手段是血液透析，患者的性欲有所提高。在成功的肾移植术后，女性患者性功能恢复较好，男性则较差，主要为睾丸萎缩，精子生成不能改善。近几年有报道，透析患者有缺锌现象，补锌可以改善患者的勃起功能。

本病引起性功能障碍的原因有多种：①内分泌功能发生了紊乱，动情激素和雄性激素的含量显著减少。②神经功能受到损害。肾衰竭时生成的有毒物质蓄积，导致脑循环与代谢障碍，水、电解质平衡失调以及酸中毒，这些因素共同作用的结果是引起神经细胞、胶质细胞发生改变，从而导致中枢和周围神经发生进行性损害。神经系统的改变同样可发生在支配生殖器官的神经。③精神因素的作用，由于慢性肾衰竭的患者的病程长，病情逐渐加重，患者长期受疾病的折磨，悲观消沉，精神压抑，害怕死亡，都能造成精神上异常，产生不同程度的焦虑情绪，影响了性欲和性的其他功能，另外，在治疗尿毒症中使用的药物对性功能也有较大的影响，如目前应用的肾上腺皮质激素（泼尼松等）和免疫抑制剂的机会较多，其结果都会损伤性腺，造成比较严重的性功能障碍。

三、性生活保健

1. 慢性肾衰竭多由慢性肾脏疾病引起，由于造成慢性肾衰竭的不同疾病，本身在肾衰竭前已影响性功能。因此，在出现性功能障碍时，应该积极治疗肾脏疾病，当病情获得有效控制后，性功能也可随之改善。此时可以适度地进行性生活，但不宜频繁，时间不宜太长，以不感疲乏为度。但还需随访，经常检查尿液的及肾功能。

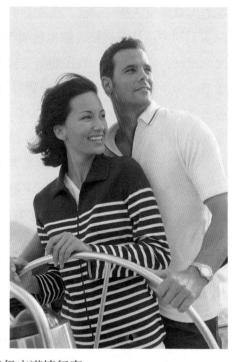

2. 当慢性肾衰竭发展到尿毒症时，严禁主动或被动的性生活，配偶必须予以充分谅解。当施行血液透析或肾移植后，患者的性欲可有不同程度的恢复，然而在这种情况下最好仍应谨慎行事。

第六节 瘫 痪

一、瘫痪简介

脊髓属于中枢神经系统，位于椎管内，呈圆柱状，分颈段、胸段、腰段、骶段和尾段。其功能是把周围神经接受的讯息传递给脑，同时，再将大脑下达的命门令传给周围神经，从而起到沟通脑和周围神经的桥梁作用。脊髓因外伤或疾病遭到损伤时，其上通下达的功能就要受到损害，甚至完全丧失。临床上的脊髓病损以下的肢体不能活动，皮肤的感觉消失，大小便发生障碍和性功能缺损，称为瘫痪。通常医生将颈胸段病变引起的瘫痪，称之为高位瘫痪，而把腰骶段病变引起的称之为低位瘫痪。和性反射有关的低级神经中枢在脊髓的骶段（勃起中枢在1~3节段，射精中枢在3~5节段），因此，瘫痪患者的性功能障碍与脊髓损伤平面及严重程度有关。

瘫痪的治疗非常复杂，涉及面广，需要医护人员、临床心理学家、康复专家等结合起来，但首先必须明确瘫痪的病因，努力去除病因。即使作了十分努力的病因治疗，瘫痪也未必能治愈，还得依靠药物、理疗、针灸、按摩、电刺激等综合治疗措施，还得经过长时间的治疗过程，或许能取得一些疗效，但终生瘫痪者还很多。

二、瘫痪与性功能

瘫痪患者的性功能取决于脊髓损伤的程度。如果脊髓是不完全损害，不论是高位还低位瘫痪，对性功能的损害都比完全损害来得

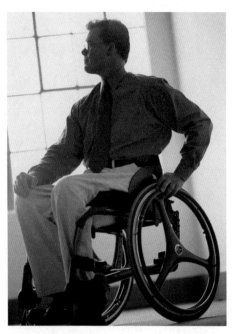

小。而完全性脊髓损害时，高位损害比低位损害来的小。

人类的性功能和性活动都是在神经系统的统一指挥下进行，包括大脑、脊髓等中枢神经系统，还有支配性器官的许多周围神经。勃起有精神性勃起和反射性勃起两种。前者由胸自主神经控制，后者由自主神经控制。因此，脊髓完全横断损伤的患者，倘若骶段未涉及，则可保留反射性勃起功能，且损伤平面愈高，反射勃起愈明显。至于精神性勃起功能，在损伤平面较低且并非完全瘫痪时，也可继续存在，同时反射性勃起功能也能得以保存。但由于传导感觉的通路中断或部分中断，性器官的感觉无法向上传送到大脑，所以性生活时快感很小，甚至完全没有，而且阴茎的勃起总是不太完全。尽管多数男性患者具有足以进行性交的勃起能力，但性交次数已比截瘫以前明显减少，射精能力就更差了。

女性通常在性生活过程中处于被动地位，因此脊髓损伤后性功能障碍不如男性严重，只要丈夫身体健康，性生活还是可以进行，但因外生殖器敏感区的缺失可导致性器官充血不良，阴道分泌物减少，性高潮丧失。

虽然截瘫患者躯体残疾，但卵巢和睾丸功能正常，因而性欲激动与常人无异，尤其是正常生理功能受到限制时，感情需求就更为迫切，即使不能射精或阴茎不能勃起，甚不能进行性交，但是还可以通过爱抚、亲吻、刺激乳房等来表达性爱。在截瘫后，尽管骨盆的感觉丧失了，但男女双方乳头刺激会有十分明显的性兴奋，有些女性的乳头和乳房感觉极为敏感。有数据报道，在脊髓损伤6个月后，对乳房的刺激可以激起性高潮，身体也表现出性高潮时的种种变化。

总之，只要夫妻真诚相爱，通过拥抱亲吻、爱抚、心灵相通，仍能体会到性爱的幸福。因此，瘫痪患者及其配偶，不要对患者的性能力抱以失望的态度，应积极努力地去体验。

三、性生活保健

倘若发生了瘫痪，为了争取保持性功能，就应该在截瘫的早期进行积极治疗，治疗得越早，恢复的可能性越大；反之，如果延迟治疗，则康复机会就更小。在这里还特别要注意，瘫痪患者阴茎持续勃起，在急救时常常被视为次要问题而忽略，持续勃起如超过正常时间，常使血液细胞成分瘀积而导致阴茎海绵体中的血管腔闭塞，最后纤维化，丧失勃起能力，所以在现场挽救过程中应设法使勃起快速消退，以便能恢复性功能。

无论是医务人员还是瘫痪患者及其配偶，应该正视现实，不要对患者的性功能和性生活完全失望，也不要盲目乐观，以为性行为和婚姻生活一点都不受影响。患者应该鼓起勇气与疾病作抗争，配偶应给予安抚、体贴和鼓励，夫妻双方可以通过接吻、按摩、刺激乳房等来增加性兴奋。只要积极地采取一些治疗措施，瘫痪患者的性生活也会逐渐得以改善。

瘫痪患者的康复是一个漫长而复杂的过程，需要医护人员、临床心理学家、康复专家、社会工作者、性医学专家、患者及其家属有效地结合起来，互相密切配合，就可以使瘫痪患者的性生活得到合理而实际的解决。

倘若瘫痪肯定不能恢复，男性可采用外科的阴茎假体植入方法治疗，这样采限女上男下式仍可以性交，此时男性的性感未必理想，但妻子可以获得性满足。

第七节　病毒性肝炎

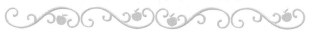

一、病毒性肝炎简介

到目前为止，世界上至少发现了五种病毒性肝炎，即甲、乙、丙、丁、戊型肝炎。乙肝是我国目前危害性最大的传染病之一，发病率高，病程长，易复发，完全恢复至少得需 3~6 个月。如果未得到及时有效的治疗，部分患者可发展为肝硬化，甚至有少数人可演变为肝癌。肝炎早期可出现乏力、厌食（特别是油腻的食物）、低热、肝区疼痛、黄疸、谷丙转氨显著升高等症状。如一出现上述症状，应尽早去医院检查，争取早期治疗。

二、病毒性肝炎与性功能

肝炎患者在急性期应充分休息，目的是为了减少体力消耗和促进肝细胞修复。而性生活是一个复杂的过程，活动颇为剧烈。性交时心率每分钟可比原来增加 50~100 次。一次性活动过程，能量消耗大约相当于爬三层楼，特别在性兴奋过程中，由于肾上腺素的调节，心跳、呼吸加快、血压升高、肌肉紧张，肝、脾收缩，引起缺血、缺氧、肝糖元消耗，这时肝炎患者是极为不利的。

　　慢性肝炎患者，当肝功能已有严重损害，全身情况较差时，不宜再进行夫妻性生活，因为这样对残存的肝细胞来说是不堪负担的。

　　对于慢性肝炎患者，如果一般情况良好，谷丙转氨酶基本正常，其他肝功能异常不明显异常时，可以进行夫妻性生活，一般对肝炎患者没有影响，但也应该节制，不宜纵欲过度。

　　慢性肝炎晚期和肝硬化的患者，内分泌功能严重紊乱，从而可以明显影响性功能。主要是因为肝功能遭到严重破坏，肝脏灭活动情激素的作用减退，动情激素经胆汁排泄减少。肝病患者体内雄性激素也减少，可能是由于睾丸萎缩和分泌功能降低，或肾上腺皮质激素异常所致。肝病晚期可出现性欲减退、女式阴毛分布、男性乳房发育、腋毛脱落、蜘蛛痣、肝掌等症状，均与性激素代谢紊乱而造成的动情激素含量增加，男性激素含量减少所致。所以慢性肝炎和肝硬化患者的性欲减退、阳痿现象较为普遍。

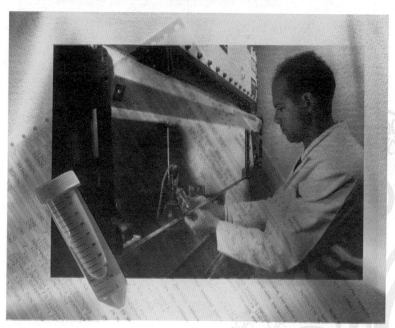

三、性生活保健

1. 如果夫妻间有一方已被确诊为乙型肝炎，并且表面抗原（HBsAg）阳性，应先积极治病，暂时停止性生活，即使传染期已过，也应该采取避孕套性交法。

2. 肝炎患者在恢复或休养期间，可多进行一些积极有意义的文化娱乐活动。若条件许可，可分室或分床就寝，要尽量克制自己的情欲。在肝炎恢复期的半年内应尽量克制房事，以每月一次为宜，如果患者是女性，应避免怀孕，最好使用避孕工具避孕，不宜服药，因为避孕药对肝功能有损害。

3. 慢性肝炎和肝硬化患者，由于病情影响，一般性欲都比较低，此时双方不宜勉强，应顺乎自然，当病情得到控制，性激素代谢得以调整和恢复后，性功能也能得以改善。

4. 肝炎，特别是乙肝可通过性接触传播，如果发现男性乙肝患者的精液中表面抗原阳性，在性交中一定要使用优质安全套，防止精液与配偶组织接触。目前，国际上已将病毒性肝炎列为新的性病系列。

5. 肝炎病毒还可通过胎盘和乳汁传播。因此，如果女性患有肝炎，应尽量避免怀孕，一旦生育孩子，也不宜用母乳喂养。

第八节　包茎和包皮过长

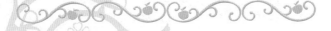

一、包茎和包皮过长简介

包茎或包皮过长是男子极为常见的性器官先天性异常。正常男子的阴茎皮肤较薄，近阴茎头部的皮肤向内反折成双层，覆盖在阴茎上，称为包皮。包茎是指包皮口过小或与阴茎头相连，使遮盖阴茎头的包皮无法上翻，不能露出尿道口或阴茎头；包皮过长是指包皮过长而盖没尿道口，但包皮口不小，可以勉强上翻显露阴茎头。

包茎或包皮过长的危害很大，可以经常引起阴茎头炎；包皮内的包皮垢是一种致癌物质，如不经常清洗，可诱发阴茎癌；包皮口过于狭小，还可引起排尿困难；勉强能翻起的包皮，有时套勒紧在阴茎的冠状沟处形成嵌顿性包茎等等。所以包茎和包皮过长的彻底解决办法是趁早手术。

二、包茎和包皮过长与性功能

阴茎是男性进行性交的"工具"，因此，凡是影响阴茎功能的疾病肯定会影响性功能。

包茎或包皮过长，好像阴茎头部穿上了一层"外套"，"外套"使阴茎头接受性刺激大大减少，降低了阴茎的敏感度，如果为了避孕再使用安全套，这样外界的性刺激就如同隔靴搔痒，性交快感会大大降低，有的根本不会引起射精。

严重的包茎或包皮过长，每当阴茎勃起时，由于包皮开口过小的限制或牵拉，会产生阴茎疼痛，尤其是阴茎腹侧正中包皮系带处，牵拉更明显，疼痛也越明显。因此可以说，包茎是引起男性性交疼痛的主要原因。而这种疼痛可一直持续存在整个性交过程中。另外，包茎或外皮过长还可导致阴茎勃起不理想，勃起角度小。

严重的包茎者，由于包皮口过于狭小，有的仅像针尖样，在排尿时包皮鼓起如小球，由于男性的排尿和射精是一个通道，这种情况常常导致精液不能顺利的喷出，影响性交快感。

阴茎勉强能够勃起，由于在性交过程中，阴茎在阴道内反复抽动，使原来不能或勉强能够向上翻起的包皮向上翻转，但由于包皮口狭小，被翻起的包皮就像紧箍般勒在阴茎的冠状沟处，无法恢复原状，形成嵌顿性包茎，结果阴茎头和包皮血液供应受阻，阴茎头与包皮环会明显肿胀与疼痛。此外，性生活时有强烈的性刺激，而包皮存在炎症时，这种性刺激可以诱发早泄现象。

三、性生活保健

1. 讲究卫生，平时养成良好的卫生习惯，经常清洗外生殖器，特别是要及时清除包皮内污垢。性交前，要用湿水或消毒液清洗阴茎，以免交叉感染。

2. 包茎或包皮过长，最好在婚前施行包皮环切术。术后 5~7 天拆线，术后一个月可以恢复性生活，不宜提早进行。

3. 包皮发炎时，局部有红肿、刺痛或较多分泌物，应禁止性生活。适当口服一些抗生素，并用 1:5000 的高锰酸钾溶液浸泡坐浴，每次 15 分钟，每日 1~2 次，待炎症完全消退 2 周后，方可进行性生活。

4. 包茎或包皮过长的患者性生活时，阴茎宜涂一些润滑剂，避免干燥，增大阻力，而且阴茎置入阴道和抽动过程中，动作不宜剧烈，避免发生阴茎勃起疼痛或嵌顿性包茎。

5. 如果在性交过程中发生了嵌顿性包茎，不要过于紧张，应立即停止性交，如果快感来临时宜将精液射出，在一定程度上可以缓解阴茎的硬度，有利于手法复位。手法复位的要领是，将阴茎头和包皮处涂上润滑油，用一手捏紧阴茎头冠状沟包皮水肿处几分钟，使水肿略消退，然后将包皮试推复位。当手法复位失败后，应马上就医，以防发生严重后果。

一般来说，凡是发生嵌顿性包茎的，大多不同程度存在炎症，所以切开紧勒的包皮口，解除对阴茎头的绞窄是当务之急，等炎症消除后再择期做包皮环切术。

第九节　酒精中毒

一、酒精中毒简介

酒的主要成分为乙醇，饮入后主要在胃和小肠内吸收。饮酒后五分钟可在血液中发现，30~90 分钟达最高浓度。牛奶和脂肪食物能妨碍乙醇的吸收，而水可加速其吸收，故空腹喝酒的危害更大。

长期大量饮酒可造成慢性酒精中毒，它可损伤肝脏、胃肠、记忆力减退，同时还可能诱发多种癌症。

二、酒精中毒与性功能

饮酒过量可导致性功能障碍。

血中酒精浓度低于醉酒水平时，就可显著抑制阴茎勃起，阴道搏动也显著减少。因而认为酒后性交增加性快感的说法是不科学的。

长期嗜酒的男性性功能障碍主要表现为：性欲减退、阳痿占 40%，射精障碍 5%~10%，女性主要表现为性唤起障碍占 30%左右，性高潮丧失约15%，或性高潮次数显著减少、强度显著降低。

三、性生活保健

适量饮酒对身体不会构成危害，相反还可促进全身血液循环，预防一些心血管疾病的发生。但长期大量饮酒，有害于全身健康，特别是肝脏和胃，当然也影响性功能。那么究竟饮酒多少才算适量呢？科学家经过大量调查研究，提出了一个比较安全的数值。对成年人，每千克体重 1 克酒精的量是安全量。例如，一个体重 60 千克体重的人，摄入酒精最多为 60 克，这相当于 60°白酒 100 毫升或啤酒 3 瓶。但也存在个体差异，最好每天摄入酒精的量不要超过 50 毫升白酒中所含的酒精。

慢性酒精中毒的患者，即使戒酒之后，性功能恢复亦较困难，在戒酒数月甚至数年内恢复正常者仅半数，因而要有耐心和信心，必要时请医生帮助，接受正规的性功能治疗。一般在戒酒后 6 个月~12 个月内进行正规治疗，成功率较高。

酒后不宜进行性生活，除非人处于焦虑、紧张状态，为了放松情绪，可以少量喝一些，男性醉酒使女性怀孕，胎儿易患酒精综合征。胎儿可发生面部、四肢、心血管畸形，智力低下甚至先天性痴呆症等。

第十节　肥胖症

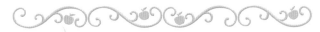

一、肥胖症简介

形成肥胖的主要原因是进食热量超过消耗量，多余的能量主要转化为脂肪的形式，储存于各组织及皮下。一般以超过标准体重的 10%称为超重，而超过标准体重 20%者称为肥胖。那么男女的标准体重又是如何规定的呢？

体质指数=体重（公斤）除身高（米）的平方

BMI=体重/(身高)² 　　正常体重：BMI=18~25

超重：BMI=25~30 　　轻度肥胖：BMI>30

中度肥胖：BMI>35 　　重度肥胖：BMI>40

在临床上，肥胖可分为单纯性和继发性两类，但大多数都属非病理性的，前者无病因可寻，后者主要是原发疾病的一种临床表现。

二、肥胖症与性功能

单纯性脂胖者大多数性功能正常，少数人异常，而继发性肥胖的患者中伴有性功能障碍者不少。肥胖症患者经性激素测定，男性出现血中睾固酮浓度降低，动情激素浓度升高，性欲偏低。这种情况在临床上多见于中年以上的肥胖者，患者臀部及大腿部脂肪较多，有时乳房肥大，音调较高，男性第二特征减少。女性患者体内雄性激素量升高，正好与男性相反，月经异常比正常人多见，表现为月经稀少或闭经，有男性化倾向。

肥胖患者出现性功能异常，除了与上述因素外，还可能与以下因素有关：肥胖者易患糖尿病，而糖尿病易引起男性阳痿，女性性欲减退；肥胖者多患有高血压，而降压药能引起性功能障碍，如阳痿、射精障碍和性欲低下等；肥胖症患者由于过重，性交时压在对方身上会使其不舒服。过度肥胖，特别是夫妻双方都肥胖者，会阻碍阴茎进入阴道，造成性交困难。

肥胖在大多数情况下不会影响性功能。"胖人多阳痿"的说法并不确切。因此，肥胖症患者对于性生活不必顾虑重重，整天担心。相反，不良的情绪确会影响性功能。

肥胖症患者应明确是原发性的还是继发性的。如是继发性的，应明确是继发那种疾病，然后进行积极治疗。

三、性生活保健

肥胖症患者，应该采取科学的减肥方法，在前面已说过，若治疗得当，体重减轻，患者一般感觉精神转佳，体力好转，工作耐力增加，性欲可以恢复正常。但不要过分迷恋于药物减肥。

肥胖症患者多数伴发糖尿病、心血管疾病等，而这些病又能影响性功能。对它们的处理可以参照前几节。

肥胖者特别是腹部肥大的患者，难以性交时，可采用背卧式性交。平时经常按摩腹部，同时可以用弹性腰带束腹。

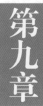

第九章

性功能障碍的常见问答题

除医院检查外，在日常生活中也应该积极的预防男性性功能障碍的发生，养成良好的生活习惯，有症状及时检查和治疗，早发现早治疗，排除病痛一身轻松！

（一）男子性功能障碍应当做哪些常规检查

医生首先会要观察患者的外貌，检查第二性征的发育情况；检查外生殖器有无畸形、外伤，睾丸大小、质地、有无畸形。疑有生殖道炎症时，应做直肠指检，检查前列腺和精囊的大小、质地、有无压痛等情况。还可以做专项检查，包括：

1. 验血检测性激素水平，可以判断是否存在内分泌功能异常。测定血浆睾酮、雌二醇、催乳激素、黄体激素、促滤泡激素以及甲状腺素和血糖。如血浆黄体激素增高，睾酮下降，则病变在睾丸；如血浆黄体激素和睾酮均降低，催乳激素增高、病变在视丘下；如血浆睾酮和甲状腺素（T3、T4）同时增高则与甲状腺功能亢进有关。疑有生殖道炎症时，可做前列腺液镜检。

2. 做全身和性器官的神经系统功能及其他检查，判断是否存在神经因素造成的勃起功能障碍。检查外阴、会阴区感觉或反射情况。测定膀胱内压、球海绵体肌反射和阴茎夜间勃起。

除医院检查外，在日常生活中也应该积极的预防男性性功能障碍的发生，养成良好的生活习惯，有症状及时检查和治疗，早发现早治疗，排除病痛一身轻松！

（二）导致男子性欲减退的因素有哪些

概括引起男性性欲减退的 10 大因素，对有或没有性欲减退的男士，都应当引起重视。

1. 夫妻情感因素。人到中年，夫妻生活时间久了，生活缺乏新鲜感，出现审美疲劳，常会为一些家庭琐事缺乏沟通而影响夫妻生活的感情，这些都会导致性生活不协调，甚至抵抗，久之可能对夫妻双方发生性冷淡，性欲减退。

2. 情绪变化因素。男性到中年在家庭或社会将遇到很多烦心的事情，可导致焦虑、抑郁、情绪低落、自我贬值、自暴自弃、不幸事件打击、隐藏的内心冲突造成意志消沉，部分男性失去对性生活的兴趣。

3. 过度疲劳因素。过度疲劳是男性性欲减退的一个重要因素。精神疲劳和体力疲劳都会降低男性对性生活的兴趣，由以脑力、精神疲劳更为重要。

4. 事业压力因素。中年是男性个人事业如日中天的时候，对事业的过分投入或在事业中受挫等压力，均会降低性生活的要求，甚至对性生活不感兴趣。

5. 自然衰老因素。中老年人就像一台运转了很久的机器，比年轻人更易出毛病、"抛锚"。一旦中老年人出现性功能障碍，有的人就听之任之，认为这是衰老的必然结果，从而失去性功能。

6. 不良行为因素。长期嗜酒成癖导致的慢性酒精中毒，长期大量吸烟导致的慢性尼古丁中毒，以及吸毒（大麻叶、鸦片、海洛因等）者也可造成性欲减退。服用某些精神镇静类药物时也可能导致男性的性欲减退。过量进食、肥胖；夜生活过多；长期素食营养不等均具有损害性功能、抑制性欲的作用。

7. 性生活的因素。性生活单调、乏味，造成性交兴趣的丧失。而中年妇女可能整日忙于料理家务、照顾小孩老人，或从事社会活动等，忽视丈夫的性需求，容易使中年男子的心理受到伤害。

8. 身体疾病因素。某些疾病也会导致男性的性欲减退，如前列腺炎、附睾炎、尿道炎等，男性患有此类疾病后，在性生活时可能会使男性感到不适，长期反复就会导致男性对性生活失去兴趣。另外就是有些疾病可能会导致男性雄性激素分泌减少，从而导致男性的性欲下降。

9. 恐惧心理因素。部分男性有对性生活认识不足，受"一滴精子十滴血"的思维的影响，担心性生活伤害身体，尤其是肾虚，对身体健康、寿命有影响而禁欲。

10. 药物不良因素。有许多药物可以导致男性性欲下降，诸如降血压药的利血平、治疗心脏病药物的普萘洛尔、治疗精神病药的氯丙嗪、安眠药地西泮、抗过敏药扑尔敏、非那根、激素类雌激素和利尿药螺内酯等，均可导致男性性欲下降。

(三) 什么原因导致肾衰患者性功能低下

所谓的肾衰竭是指肾脏因各种原因而失去其正常功能后引起的疾病，根据发病的快、慢可分为急性肾衰竭和慢性肾衰竭。肾衰竭是由各种原因引起肾脏损害和进行性恶化的结果，是一种严重危害人类健康的疾病。

由肾衰引起的男子性功能障碍原因较多，治疗困难。应用激素治疗常无效，采用血液透析可使部分患者性功能得到改善。其实性肾功能不全损害性功能原因较多，常见有：

1. 睾丸酮水平低下：男性尿毒症患者可发生睾丸萎缩，精子生成障碍，若睾丸活检可见生精功能低下，精子计数减少，活动力差。

2. 神经系统损害：尿毒症及进行血液透析的患者因体内毒物对盆腔神经系统有损害，神经系统受损占54%。肾功能减退1年内出现中枢神经和周围神经病变患者分别占60%和58.7%，因此出现性兴奋减低，触觉感受的阈值升高。

3. 精神因素：尿毒症患者病情重，患者情绪低落，精神压抑，家属亦有压力，而且生活需人照顾，血液透析患者费用高，使患者精神受到严重影响，久之性功能障碍会更严重。

(四) 女性性功能障碍应当做哪些常规检查

一般来说，女性进行常规检查只需要两大步骤就可以完成了，一是医生会耐心的倾听患者的主诉，细心的询问。二是为患者作全

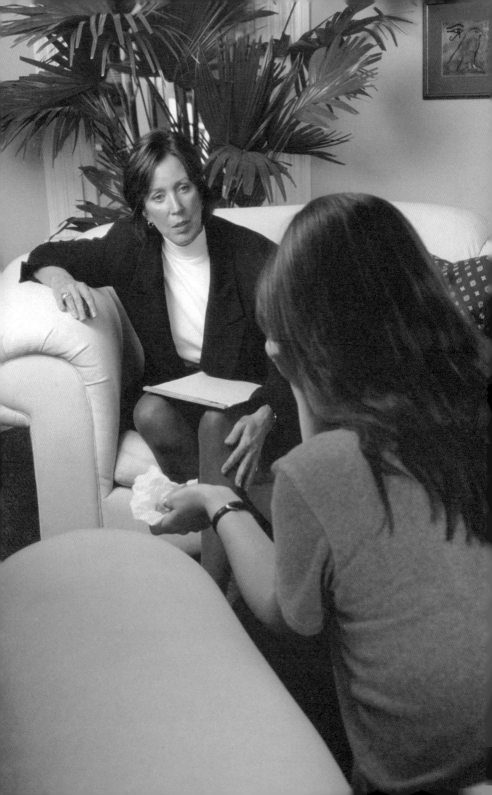

面的妇科检查，排除器质性病变。女性性功能障碍的常规检查，主要包括全面的妇科检查，首先除外器质性病变。如妇科常规检查白带、血检、B超等，输卵管的检测，如通水术、输卵管造影。妇科炎症不可避免地会给患者带来莫大伤害。但是，与此同时女性的体格检查也是非常重要的事情。注意检查女性的身体发育和营养情况，这一点也是非常重要的事，也就是造成女性性功能障碍甚至不孕的重要的原因之一。

（五）产后妻子出现性生活的障碍的原因有哪些

妻子生育后的第一周，大部分的丈夫都已堆积下来了很多能量，所以他们会性欲旺盛。但是妻子的性欲却不会这么快就有所提升。大部分产妇1个月之内不会有性欲。这个时候，丈夫也考虑到妻子的产后护理而进行节制。大约2个月后，夫妇两人的性欲会提升到同一水准。如果妻子不希望进行性生活，丈夫就一定要体谅妻子，考虑妻子身心状况。

1. 妻子的身体会因生产的创伤而感到疼痛，所以在一段时期内妻子会拒绝性生活。对于每个人而言，会阴侧切的愈合状况是不一样的。当丈夫抚摸妻子的乳房时，妻子也可能会感到疼痛。所以即使爱抚妻子，她也可能不会产生兴趣。

2. 有些妻子会对自己失去信心。女人即使成了妈妈，她们也急切地希望自己的丈夫能把自己看成原来的那个女人，但是因为妊娠纹和腹部的赘肉，有可能会失去信心。并且因为阴部的松弛而更加失去自信心。

3. 一些妻子生育完小宝宝之后，全部精力都集中在孩子身上而不是丈夫身上，再加上照料婴儿非常辛苦，妻子性欲不强。

（六）性洁癖是病吗

性洁癖是一种异常性心理导致的异常性行为，其具体表现是多种多样的。有的性洁癖者对唇、舌、接吻异常反感，一旦接触，便会干呕头晕，甚至气喘汗出而昏厥；有的在性生活前，要求性伴侣必须清洗得干干净净，房事之后又会立即去冲澡清洗自己。

引起性洁癖的原因，主要在于存有某种固执概念的心理失常。

性洁癖者在性生活中的种种洁癖表现，会严重影响性生活的质量，也可能因此而导致夫妻感情失谐或破裂。有的人即使对其性伴侣的性洁癖能容忍与迁就，久而久之也往往会出现压抑等心理。更为严重的是，女性性洁癖者在房事后立即起床进行里外大清洗，会使精子因失去了与卵子结合的机会而不孕。

要矫治性洁癖，既要有心理医生的指导，也要有性伴侣的支持，更要有自我心理调适与行为克制才行。其中，自我消除"一切都不干净"和"性事肮脏"的固有概念，极为重要。

（七）前列腺炎能否导致性功能减退

引起男性性功能障碍的原因亦是多方面的，总体上可分为功能性行功能障碍和器质性障碍两大类，前者占性功能障碍的绝大多数，而后者比较少见。在临床上前列腺炎患者，尤其是病史较长的前列腺患者，都存在轻重不一样的性功能减退现象。而在长期的男性疾病诊疗过程中，可以发现在性功能障碍中，前列腺炎是最主要的病因之一。

前列腺炎可从三方面引发性功能减退。

1. 前列腺疾病对患者的性功能直接产生了阻碍作用。

2. 前列腺炎会使患者差生疼痛感，特别是支原体、衣原体感染所引起的慢性前列腺炎，前列腺炎可引发患者阴部、睾丸、肛门等处有疼痛感和射精疼痛的症状。疼痛可造成极大的生理不适，导致出现性功能障碍的表现。此外，由于前列腺液具有内分泌的作用。前列腺出现异常会导致内分泌紊乱，诸多和内分泌相关的物质，如睾酮等就会对性功能产生影响。

3. 就是心理问题。患有前列腺炎后，除了身体上的不适和痛苦外，还不可避免的背上沉重的思想负担，变得消沉、焦躁。有的患者被确诊为细菌性前列腺炎后，对于性生活有一种担忧、愧疚的心态，担心会将真菌等病原体传染给配偶。在这样的心态下，男性的性功能也会出现日渐退化的趋势。